CW01203529

おやじダイエット部の奇跡

Oyaji Diet Club

「糖質制限」で
平均22kg減を叩き出した
中年男たちの物語

桐山秀樹

マガジンハウス

はじめに　――男なら今日から痩せられる

この「物語」は、それまでの人生で長い間「肥満」を放置し、その状態に甘んじて鬱々《うつうつ》とした人生を送っていたおやじたちが突如目覚め、スリムな男へと変身していくまでを描いた実話である。

彼らが手にしたのは、「糖質制限ダイエット」という食の「リーサルウェポン」（最終兵器）だ。彼らはこれを駆使して、極めて短期間で20～30キロ減という「快挙」を成し遂げた。この本はそれを実現するに至った心と身体の葛藤を描いたドラマである。

男たちは、一部を仮名にしてあるが、いずれも実在の人物である。そして、その殆《ほと》んどがダイエットにつきもののリバウンドも経験することなく、痩せて「大変身」した姿で現在も活躍中だ。

糖質制限食とは、糖質の摂取をできるだけ少なくするダイエット法のことで、分かりやすく言えば、「主食」を抜き、肉、魚、野菜などのおかずばかり食べるイメージである。

その際、カロリーや脂質の摂取量は、気にしなくともよい。ご飯、パン、麺類などのコメ・麦製品、いも類、菓子など、糖質を主成分とした食品を1回の食事で約20グラム。1日3食か2食で50～60グラムまでに制限する食事療法なのだ。

この「糖質制限ダイエット」、既に多くの人が実践しているが、その効果たるや凄《すさ》まじいものがある。メカニズムは簡単だ。糖質を摂ると血液中に増えたブドウ糖（血糖）を筋肉細胞に取り込ませるため、インスリンというホルモンが大量に出される。筋肉に取り込まれたブドウ糖は細胞内でエネルギー源として使われ、グリコーゲンとして蓄えられる。しかし、この一連のプロセスで利用されずに余った血糖は、中性脂肪として脂肪組織に貯《た》め込まれてしまう。だから糖質を摂ると男たちは太るのであり、インスリンが肥満ホルモンと言われる所以《ゆえん》だ。

ならば「糖質」を摂らなければいい。あるいは制限する。すると面白いことに、今度は急に痩せていく。これは糖質を摂らないため、男の身体が体内に蓄積された脂肪を燃やしてエネルギーとするためで、肉や魚、豆腐類なら、食べても食べても痩せていくのである。

筆者である私自身が、この「糖質制限ダイエット」により、僅《わず》か3ヵ月間で20キロ以上痩せ、2年後の現在も25キロ減をキープしている。この急激な変化を目の当たりにして、周囲の男たちが仰天し、それなら我も我もと「糖質制限」し始めた。

「糖質制限ダイエット」という身体の機能を上手く好転させる仕組みを取り入れると、男たちはそれまでの不規則な食事、運動不足、肥満、更なる運動不足、ストレス、やけ食い、更なる肥満、生活習慣病の発症という「死への悪循環」から脱出できるのだ。

「糖質制限」という名前がついているため、量を制限するのかと思えばさにあらず、むしろ逆である。それどころか、美味しいものを沢山《たくさん》、楽しく満腹に食べることによって、体重が急激に減少する。その結果運動しやすくなり、更なる体重減少を実現できる。そればかりか、痩せた状態を長期間キープでき、バランスの取れた正しい健康管理——という「健康の好循環」へと、自分自身を極めて短時間でリカバリーさせることが出来るのだ。

男たちがこれらを手に出来たのは、全て、「糖質制限ダイエット」のおかげだった。

男は「決断」が大事である。

「やる時はやる」という「意地」が、太った男たちをその気にさせたのだ。

男たちは急速に痩せただけでなく、もっと素晴らしい絆も手にした。「健康仲間」だ。これが本書で紹介する「おやじダイエット部」結成のきっかけになった。糖質制限ダイエットとその実践を通じて知り合った仲間たちと、お互いの健康について語り合い、酒を酌み交わしながら切磋琢磨する。この集まりが男を更に刺激するのだ。

人間一人でやれることはタカが知れている。「健康仲間」の成果をお互いに眺めながら、「俺も頑張るぞ」といい意味での競い合いを行なう。それがこの部の設立目的だった。

痩せた男たちはこの集まりによって健康管理をする大切さを身をもって知った。もちろんそれまで、男たちは太りたくて太っていたわけではなかった。私を含めて仕事優先で、つい食事を抜く。遅い時間に食べる。しかも一気にかき込んで、ドカ食いするなど、健康に良い食生活を二の次、三の次にして、望んでもいない「デブ」の道を歩んできたのだ。

ところが男たちは、糖質制限食という新しい食生活のおかげで、これまでの遅れを一気に取り戻すことが出来た。体重20キロ減、30キロ減という快挙を成し遂げ、本当にバランスの良い食事を心掛けるようになった。その結果、これまでの自分たちの食生活や生活習慣が如何《いか》に誤りに満ちたものであったかを実感することが出来た。「糖質制限ダイエット」は、それを徹底して行なうと、間違っていた「生活習慣」が徹底改善される。これはおやじならずとも本当に有り難いことである。

もし、男たちがこの「糖質制限ダイエット」を行なわなかったなら、死への超特急路線を走っていたことだろう。彼らは心と身体を、「糖質制限駅」でポイントを切り替えることにより、長寿行きのアンチエイジング路線へと大きく方向転換した。

このダイエット法の本質が分からない周囲の人間は、それを行なう男たちがとんでもない行動を始めたように感じるかもしれない。だが、そうした不安にも負けず、またそのまま「死への特急」に乗り続けることなく、勇気を持って、「健康駅」へと乗り換えることが重要なのだ。

「糖質制限ダイエット」はリバウンドしない。男たちが短期間で急激に痩せてからも「糖質制限ダイエット」を続けているのは、男の心と身体にとてつもない「快感」をもたらすからである。つまり、痩せることは気持ちがいいのだ。

この快感を一度味わったら、おそらく多くの方はもう二度と太りたいとは思わないだろう。それほど、体重を20～30キロ落とすことは気持ちがいいのである。

いいことが何もないと言われている今の日本で、唯一、自分で手軽にしかも簡単に実現出来ることと言ったら、この「糖質制限ダイエット」だと私は思う。

そして、痩せることは、男たちにまた新たな人生や新たな出会いをもたらすことになる。この、本当に人を裏切らない「真実」を描くために、私はこの「物語」を書いた。これを全ての男たちと、痩せた男を愛する女性たちに捧げたい。

桐山秀樹

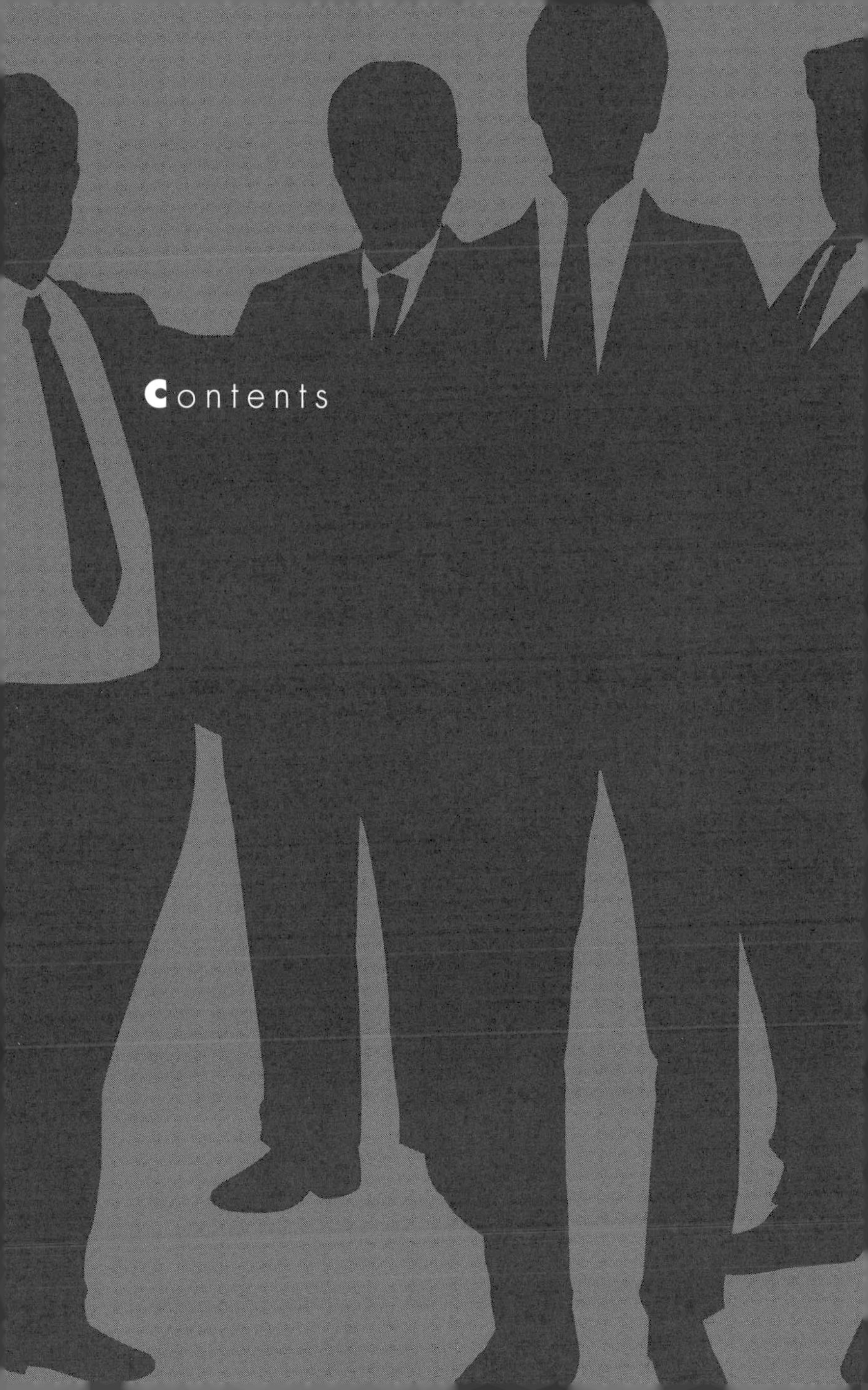
Contents

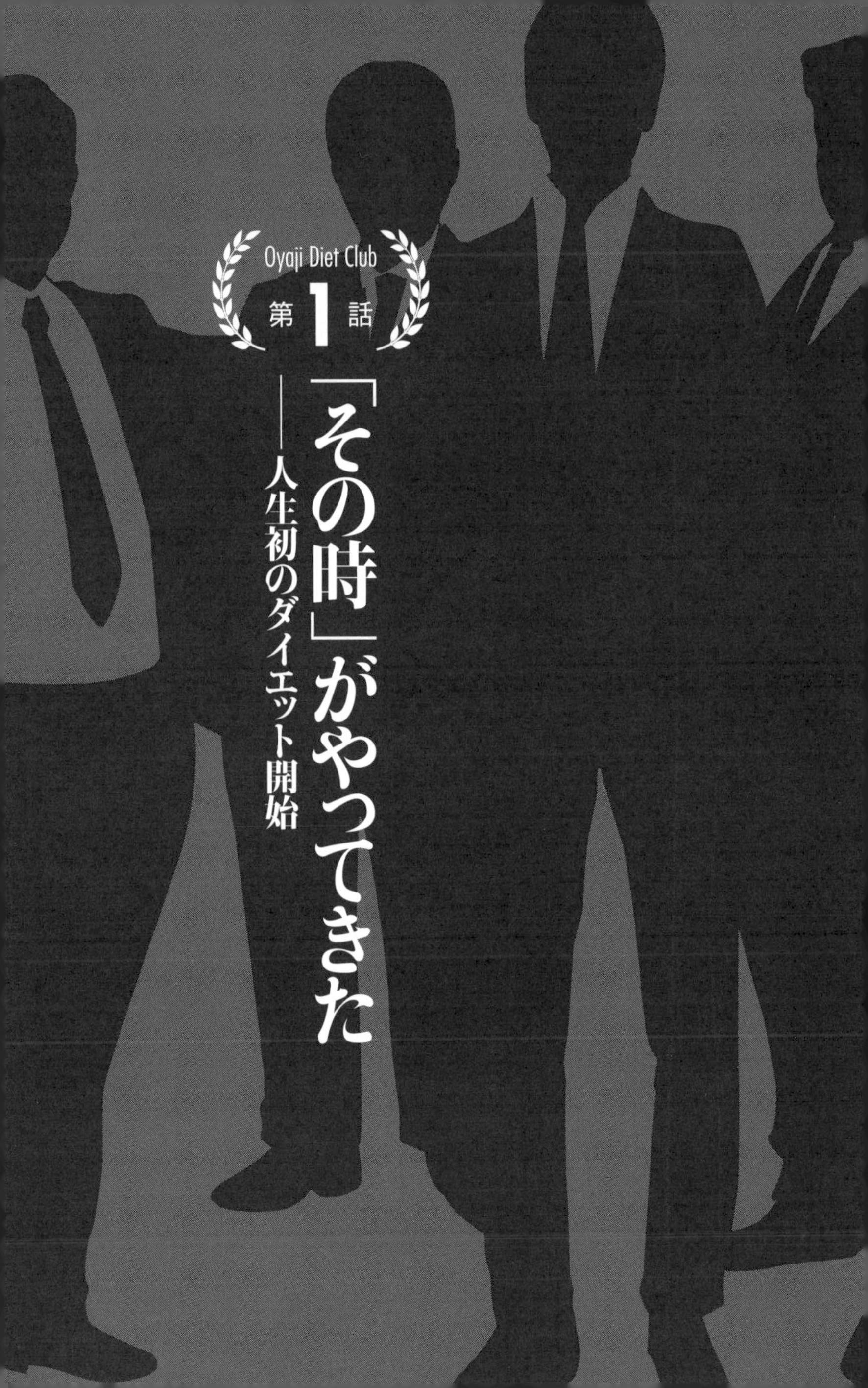

Oyaji Diet Club

第1話

「その時」がやってきた

――人生初のダイエット開始

それは一昨年、5月下旬のことだった。作家の桐山秀樹は朝起きるとすぐ、自宅の浴室の隣にある洗面所に行った。

洗面所の床には先日、ドラッグストアで購入したばかりの真新しい体重計が置かれていた。

桐山はそれに乗るなり思わずあっと声を挙げた。

「下がっている。いやぁ凄《すご》いな」

思わず桐山はそうつぶやいた。無理もない。ついこの間まで87キロだった体重が僅《わず》か3週間余りで67キロに落ちてしまったのだ。つまり20キロ減である。

これが桐山にとっては、人生初めてのダイエット経験だった。そして、それがものの見事に成功した『瞬間』だった。

「糖質制限ダイエット」というダイエット方法がこんなに短期間で結果を出せるとは、正直思っていなかった。むしろ、こんなに簡単で痩せられるのかと思ったほどだ。ところがいざ始めてみると朝、体重計に乗ると、確実に毎日1キロから多い時には2キロ痩せていく。

それも途中から加速度がついて、グン、グン、グンという調子で体重が落ちていった。正直、こんなに素早く痩せて、健康には大丈夫かと心配になるくらいだった。

「糖質制限食」は、「糖質」の多い、ご飯、パン、麺類などのコメ・麦製品、いも類、菓子類を徹底して抜く食事療法である。これを実行すれば、8～9割の人は従来の面倒なカロリー計算など一切不要で痩せていく。

タンパク質や脂質が主成分の肉や魚などは、お腹いっぱい食べても大丈夫だ。糖質の多い食品をあらかじめ把握しておき、普段の食事でそうした食品を控えるようにすればいいのである。

もちろん、いくら糖質制限ダイエットを行なっても、普段から極めて食事量の多いいわゆる「大食漢」や基礎代謝が極めて低い人は、糖質制限食に加えて、ある程度のカロリー制限も行なわなくてはならない。だが、普通の量を食べる人で普通の基礎代謝があれば、糖質制限さえ行なえば、みるみる痩せていく。

糖質制限食には、後で詳しく解説するように「スーパー」、「スタンダード」、「プチ」という３つのやり方がある。ダイエット効果や生活習慣病の改善効果が最も高いのが、１日３回主食を抜いて、おかずだけを食べる「スーパー糖質制限食」だ。

次に、３食のうち２食は主食を抜くが、忙しい朝食や昼食どちらか１食だけ主食を食べるのが「スタンダード糖質制限食」である。

この場合、夜、活動量の落ちる夕食がポイントとなる。夕食後は昼間と比べ、活動量が少なくなるので、血糖値が下がりにくく、余った血糖が脂肪となって夜のうちに貯《た》められてしまう。だから夜、主食を食べないことが糖質制限食の基本となる。

３番目が、夕食のみ主食を抜き、朝と昼は主食を食べる「プチ糖質制限食」。これは実行しやすいメリットがあるが、改善効果はどうしても低くなる。

糖質制限ダイエットを成功させるためには、この３つのパターンを各人のライフスタイルに合わせて実行すればいい。

「ダイエット初挑戦」の桐山は、生活習慣病である糖尿病にも罹《かか》っていたため、最初から１日３食「糖質制限食」という「スーパー糖質制限」を実行した。これが見事にハマり、当初87キロあった体重が約１週間で10キロ減って77キロに。その後、２週間で更に10キロ減って67キロになった。計20キロ減。それもあっという間に落ちて、後はラクラクである。

効果の始まりは桐山にも分かった。スーパー糖質制限を始めて４日目ぐらいのことだった。身体の中で、何かのスイッチがパーンと入った気がしたのだ。自分でもその音が聞こえたと錯覚したほど突然に、身体がダイエットモードに切り替わる瞬間が分かった。

そこから桐山は劇的に痩せていった。

桐山秀樹、58歳。職業、作家、ジャーナリスト。以前は身長１６７・８センチで体重87キロ。ＢＭＩ値は28を超え、いわゆる「病的肥満」だった。早い話がデブである。

それが僅か３週間。この間にまさに「別人」の如《ごと》く痩せてしまったのだ。

桐山はそれまでの人生において、一度も「ダイエット」というものを試みてはいなかった。

「ダイエット」と言えば、桐山がまずイメージしたのは、ランニング・マシーンで走ったり、朝早く起きて野外を走り回るジョギングだった。

あるいは、汗をかきながらの腹筋運動。しかる後にサウナに入って身体の水分を絞り込むものだと桐山は考えていた。

そして毎食毎食カロリー制限で食べたいものを我慢し、野菜中心にヘルシーな食事を1日3食心掛けなければいけない。

痩せるには、まずこうした運動をやらねば痩せないことが桐山には分かっていた。だがスポーツを観るのは好きだが、自分でやる方ではなく、運動と名の付くものは「学生運動」もしたことがなかった。日常生活でも身体を動かすことがあまり得意ではなかった。そのため面倒なことは一切したくないとも思っていた。

こうしてそれまでの太っていた桐山は「健康」に関しては全く無知であり、身体にいいことは何もやってなかったのである。そのため、いざ痩せねばならぬと分かった時も自分でもそれを行なう姿を想像することだに出来なかった。

その結果として若い頃から、際限なくブクブクと太ってしまった。

最も痩せていたのが、アルバイトしていた大学1年時で168センチ、63キロだった。それが三十数年後に87キロになっていた。もちろん自覚はあった。この間、当然周囲からは「太ってますね」とか「いい体格ですね」などチクリチクリと厳しい言葉を投げかけられ、やがて周囲も諦めたのか、女性からは「ポッチャリしていて可愛い」などとカラかわれるようになった。

いつの間にかそれが習い性となり、人から言われる前に自分で「デブですから」と開き直るようになったのである。

この状況に物書きという仕事が追い打ちをかけた。元々食べることが好きだったので、十数年続いた月刊誌のホテル連載を皮切りに各誌で、ホテル・サービスやレストラン批評の分野を執筆するようになった。週刊誌の連載で全国の老舗旅館や有名ホテルを回っては、有名人の顧客たちが愛した名物料理を1年半余り食べ歩いていた。

新しいホテルがオープンすれば、レストランの試食会に呼ばれ、開業パーティでワインを空けた。自分でも「美食作家」を気取っており、そうした料理評論の仕事も増えていた。

もうひとつの原因は、運動不足だった。

執筆が忙しかった桐山は、午後は編集者との連絡や打ち合わせ、電話取材などで費やし、夕方に食事をした後、執筆に入り、そのまま仕事が終わるまで徹夜で仕事をすることも少なくなかった。その結果、夜中の12時過ぎにお腹が減り、自分で乾麺のそばをゆでて、汁そばにしたり、スパゲティを作って食べていた。

特に作家の中で尊敬していた池波正太郎が夜、食事をしてから一度寝て、夜中の12時頃に起き、自分でカツそばなどの夜食を食べて、翌朝まで仕事していたなどというエッセイを読み、自身もそれに倣って、夜に麺類を作って食べながら朝方まで仕事を続けたりした。夜が明けて出版社に原稿を送ってから、自分で朝食を作って、食べてから昼頃まで眠るという生活も続けていた。それが作家としての仕事だとも思っていた。

そうした不規則な生活のツケが、ある日、桐山に襲いかかった。そして、糖尿病に高血圧症、メタボリックシンドローム、高脂血症、肝機能の悪化という、まさに「死に至る四重奏」を奏でることになったのだ。

体調が急に悪くなった2年前の4月下旬。桐山は地方取材の際に、同行した編集者に伝染された風邪がなかなか治らなかった。自宅で薬を飲んでいても一向によくならない。

そのうち、息が苦しくなって、呼吸も困難になった。心配した妻が近くの町医者を探してくれ、ようやくそこに歩いて行った。途中何度も立ち止まらなければ辿り着けないほど心臓が苦しかった。

診察した町医者は、地域では評判の良い良心的な医師だった。彼は、聴診器を胸に当てるなり「おっ、これはずいぶん脈が早いな」と言って驚いた。そして血液検査をし、3日後に行くと「糖尿病だね。それと合併症も起こしてますよ」と告げた。

「糖尿病！」、桐山は頭をガーンとハンマーで叩かれたような気がした。それまで太っている以外は全く健康で、病気らしい病気をしたことがなかった。

というより、病院にも行ったことがなかった。太っているため、メタボ検診も受けねばならないと分かっていたが、フリーの宿命故についつい仕事優先で後回し、先延ばしになり、糖尿病になったその日まで放っておいたのである。

糖尿病は、一度なったら治ることはない病気だと言われている。その不治の病と合併症、そしてメタボにして高血圧、脂質異常症に、桐山はいきなりなってしまった。というより、それまではなっていたのに気付かなかったのだ。まさに、彼の作家人生最大のピンチが訪れたのだ。

命のために減量を

血液検査の結果を見ていた近くの開業医は、しばらく考え込んでいたが、桐山の症状を見て町内にある比較的規模の大きな病院に紹介状を書き、糖尿病専門医に治療を委ねることにした。桐山はトボトボと紹介状を携えて設備の整った病院に行った。

再び血液検査をし、パソコンでその数値を見ていた40代ぐらいの糖尿病専門医からいきなり叱られた。

「膵臓《すいぞう》が半分壊れてますよ。どうして、こんな悪くなるまで放っておいたんだ」

桐山は、それまで病院らしきものに一度も行ってなかったこと、ホテルやレストラン批評もしていた関係でやむなく美食を続けていた面もあると言った。だが、この若手医師はパソコン画面を見るだけで、患者の話などろくに聞こうともしなかった。

当時の数値を見るとそれも無理なかったかもしれない。

しかし、若い医師のこの態度に出会って、桐山は自分の作家人生全てを否定されたような気がした。「お前に何が分かる。もう治してもらわなくともいい。自分で治す」と桐山は思った。

しかし、課題はあまりにも多かった。当時の桐山は身長167・8センチで体重87キロ、ウエストは104センチ。ジャケットは3Lでなければ入らず、スラックスも特大の106センチをはくこともあった。

血糖値は２１５、２ヵ月間の血糖値の平均値であるＨｂＡ１ｃ《ヘモグロビンエーワンシー》は９・１（基準値は３・３～５・５）、肝機能を示すγ《ガンマ》‐ＧＴＰは１１３（基準値は０～50）、血圧も最高が１８４、最低が１１０（基準値は最高血圧１００～１２９、最低血圧85以下）あった。検査項目のうち、正常な基準値を超える「Ｈ」を示すものが10項目以上あり、まさに「生活習慣病」と「メタボリックシンドローム」の固まりといえる状態だった。

その結果、糖尿病と合併症を発症したのだ。

医師に頭ごなしに叱られた後、桐山は２週間後の来院を命じられた。そして診療と共に教育指導を受け、病院の女性管理栄養士から半年間で体重を標準体重の63キロまで落とすよう命じられた。

その時の管理栄養士の言葉がヘコんでいたおやじの桐山を救った。

彼女は頭ごなしに叱るのではなく、桐山のこれまでの食習慣、生活パターンを黙って聞いてくれ、それが如何《いか》に血糖値を上げやすいライフスタイルだったかを指摘し、最後にこう励ましてくれた。

「ワタシ、桐山さんなら出来るような気がします」

（ならばやろうじゃないか）と桐山は思った。

このひと言を頼りに、桐山はようやく糖尿病の治療とメタボリックシンドロームからの脱出を行なう気になった。思えば単純な話である。

こうして、若手医師の機械的で冷たい態度と女性管理栄養士のさり気ない励ましが、中年作家の桐山秀樹のヤル気に火を付けた。

（俺だってなりたくて糖尿病になったのではない。職業柄、やむをえず美食をし、締め切りに原稿を間に合わせるためにやむなく昼夜逆転の執筆生活をし、その結果、太ってメタボになり、糖尿病にもなってしまった。これまで続けてきたライフスタイルが血糖値を上げざるを得ないものだった。ただそれだけのことだ。やる時はやる。よし、見ていろ）

そう思って桐山は家に戻ってきた。

「やっぱり、糖尿病みたい」と妻に告げると、

「ホラ、ご覧なさい。だから、あれほど健康管理しなさいって言ったでしょ」

と妻も心配のあまり、機嫌が悪くなった。

では、どうやってこれと取り組むか。桐山はひとり書斎にこもって考えた。思わぬ負けが続いた時、人はどうしても動揺する。こういうピンチの場合、次に打つ一手が重要となる。今がその時だ。

そこで退却しながら次に打つ手を慎重に考えた。それが反撃のきっかけともなるからだ。

しかし、もしその一手を間違えると、更なる退却を余儀なくされる。こうなるとダメージは更に大きくなり、立ち上がれなくなる。

自分の体重をどうやって減らし、しかも糖尿病から抜け出せばいいのか。

桐山は悩んだ。フッと思いついたのが、桐山が過去に何度か取材したことのある企業の経営再建の手法だった。

いくつかの倒産したリゾートや旅館の再生現場に新たな経営者と共に乗り込んだ桐山は、どうしたら一度、倒産した企業が復活するかとつぶさに観察し、学んできた。

それを自分の身体の「経営再建」に生かしてみたらどうだろうか。「企業再生に成功した社長たちは最初にどう考えただろう」と桐山は頭を巡らせた。

企業の経営再建で大切なのは、行なうべきことの優先順位をまず見つけ、最初にやるべき目標を絞ることだった。

当時、桐山の場合、デブで、メタボリックシンドロームで、糖尿病で、高脂血症で、その結果、心臓への負担も大きくなっていた。

最も怖《おそろ》しいのは心臓の合併症で、心筋梗塞でも起こせば一発であの世行きである。だが、桐山は作家としてまだ書きたいものが沢山《たくさん》あった。このまま死ぬにはちと早過ぎると思った。

そのため、心臓への負担を最小限にし、次に糖尿病の進行を食い止めねばならない。この二つの課題に共通しているのが、「肥満状態の解消」すなわち「ダイエット」だった。短期間で標準体重へと出来るだけ近づけねばならない。

これを直ちに実行しないと、いつまでもあの若手医師に叱られ続けることにもなる。

（よし。当面の最優先課題は決まった。ダイエットだ）

素早くダイエットに成功すれば、まず心臓への負担が減る。メタボリックシンドロームからも脱出できる。そして糖尿病は治らないかもしれないが進行を食い止めることが出来る。だが、どうやって痩せればいいのか。ランニングなどの運動は長続きさせられないと自分で分かっていた。腹筋もどちらかといえばやりたくない。

自宅書斎の回転椅子に座りながら桐山は考えた。

仕事でも取材先の選定に困った時、桐山がいつも行なうのが、書斎の中にうずたかく積み上げられた雑誌、書籍類に目を通すことだった。すると必ず、何かヒントが出てくる。取材の神様が降りてくるのだ。

糖質制限に出会う

この時、悩む桐山に、やはり神が降りてきた。

（そういえば、あの雑誌に糖尿病の記事が載っていたな）

桐山が思い出したのが『文藝春秋ＳＰＥＣＩＡＬ』という雑誌の健康特集だった。ちょうど同じ号で、桐山自身がアルツハイマー病治療の最新動向の取材記事を書いており、その巻頭に、作家の宮本輝氏が「糖質制限食」という食事療法で糖尿病を克服しているという記事が出ていたのを思い出したのだ。

同じ作家で、執筆が続く中でも行なえる糖尿病治療という点が（これなら自分にも出来るかもしれない）と思わせた。

しかし、いきなり新たな「健康法」に飛びつくのもどうかという思いが最初は桐山をためらわせた。その夜は仕方なく、病院でもらった「生活習慣病治療」や糖尿病の合併症状に関するパンフレットを読んでいた。すると糖尿病が如何に怖しい病気か次第に分かってきた。同時に怖くなってきた。

（やはり、すぐに痩せないとマズい、仕事も出来なくなる）

その時、フッと桐山の心をよぎったのが、糖尿病になる前、何度か執筆したことのある『ｄａｎｃｙｕ』という食雑誌で、『満腹ダイエット』という別冊を出していることだった。その別冊で一冊丸ごと「糖質制限食」を特集していたのだ。

（よしこれをやってみるか）。桐山は思いきって、旧知の編集長に電話をかけてみた。

「御無沙汰しています。実は、ちょっと御相談があって電話したんですが、私、糖尿病になったみたいなんです」

「え、それは大変ですね」

「で、今、出されてる『満腹ダイエット』の糖質制限という食事療法をやってみようと思うんですが」

「まだ、学界では異端視されているんですが、やってみますか」

そう言った翌日、編集長は『満腹ダイエット』と、日本における糖質制限食の提唱者である江部康二医師の著書『主食を抜けば糖尿病は良くなる！』を、宅配便で送ってくれた。

これが嬉しかった。タイミング良く糖質制限食を始める準備が整ったのだ。

糖尿病が発覚して3日目の朝だった。桐山は突如早起きして、自分で目玉焼きとトマト、納豆と豆腐という糖質制限食の朝食を自分で作り始めた。

「朝早くから何作ってるの」

台所の物音を聞いて起きてきた妻が、声を掛けた。

「今日から糖質制限始めてみようと思って」

「何、それ」

「糖質を含む炭水化物を制限して痩せるんだ」

「そんな面倒臭い料理、作れるのかしら」

そんな会話の後、昼食になった。

昼もレシピに載っていた薄アゲにチーズとピーマン、玉ネギのスライス、サラミを乗せてオーブンレンジで焼く「油揚げピッツァ」だ。これが予想以上に旨く、これなら続けられるのではと思った。これで2食。まだまだ先は長い。

夜は豆腐をフル活用し、「厚揚げたっぷりツナサラダ」と「ゴーヤチャンプルー」を作り、野菜スープも作った。

初日は糖質が摂れないと分かると余計に摂りたくなった。お腹もすぐに減ってきた。正直こんな状態が何時まで続くのかとも考えた。だが、桐山は始めた以上はやると決めた。必死だった。とにかく糖尿病を治すためにも、一刻も早くダイエットしたかったのである。

そんな桐山の姿を見て、妻で文芸評論家の吉村祐美も『満腹ダイエット』と『主食を抜けば糖尿病は良くなる！』を熟読してくれた。翌日から「厚揚げのたらこマヨネーズグラタン」や「アボカド奴」、「ゆで卵とブロッコリーのグラタン」などを作り、朝は毎日、キャベツとトマト、ベーコンの入ったスープを作ってくれた。

この間、二人で出かけてドラッグストアで体重計と血圧計を購入。毎日、記録を付けた。

するとどうだろう。早くも4日目の朝、「奇跡」が起こり始めた。体重計を見ると糖尿病発病時87キロあった体重が既に80キロ台に落ちていた。

「やった。7キロ痩せたよ」

「え、凄いじゃない」

「よし、とりあえず15キロ減まで痩せるぞ」

こうして、桐山の「糖質制限ダイエット」に拍車がかかった。

『満腹ダイエット』のレシピを家庭でほぼ作り終えた頃、売れ行きが好調だったらしく、第2弾の『酒飲みダイエット』が出た。これも有り難かった。この2冊のムックを参考に自宅で作るレパートリーを増やしていった。

例えば、韓国料理で豆腐を入れた卵焼き「豆腐のジョン」や「わかめの豚肉巻き蒸し」、「いんげんと竹の子のカラカラ炒め」、「ほうれん草のナムル」などが紹介されていると、これをすぐ作った。

こうして、糖質制限料理のレパートリーが広がっていった。「イワシの和風ハンバーグ」は豆腐を使って自家製にすぐアレンジし、桐山家の定番料理となった。

パン好きの桐山にとって、糖質制限ダイエットではパンがNGとされたのは辛かった。しかし、低糖質のふすまを使ったふすまパンを冷凍で宅配してくれることを同誌で知り、「ローカーボふすまパン」と「青春メロンパン」、「大豆シナモンパン」を糖質制限1週間後から取り寄せた。

このうち「ふすまパン」は独特の臭みがあり、最初、食べるのに抵抗があった。しかし青春メロンパンと大豆シナモンパンは美味しく、どっさりと買い込んで冷凍庫の常備品となった。同じ通販の「こんにゃく焼きそば」も取り寄せてみた。これは正直いまいちでガッカリした。

こうして、糖質制限食メニューを始めて、最初の1ヵ月間が過ぎた。次第に、メニューを独自で開発し、コンニャクを用いたラーメンや、うどんやパスタなども自分で作ったり、宅配で取り寄せてみた。しかし、味がもうひとつであっても、本物のラーメンやうどんは、絶対食べないよう心掛けた。これらは「別れた恋人」。もう二度と会わないのだ。あるいはラーメンなんて元々そう美味しくない食べ物だと思い込むようにして、意識的に遠ざけるようにした。

要するに、糖質の多い料理を食べないように食べないように、意識して考え方を変えたのだ。

それでも食べたくなる場合は「もう一生分食べてしまったのだから、食べなくともいい。それより生きる方が重要だ」と思ったりもした。

驚くべき効果

「糖質制限ダイエット」を続ける際に重要なのは、糖質が多い食品と少ない食品を「見分ける眼」を持つことだ。

桐山は、『満腹ダイエット』や江部康二医師の『主食を抜けば糖尿病は良くなる！』の巻末に載っている食品の１００グラムあたりの糖質量を参考に「食品の大まかな糖質量」を頭に入れることにした。（Ｐ１９５〜参照）

これは、毎日の食事で食べるものの糖質量をその都度、表で確かめるようにすると割合簡単に覚えられる。

食品の中で糖質量が圧倒的に少ない食品は、肉と魚である。

肉は特に糖質の多い肝臓を除くと、牛肉類が０・１から０・６グラム。豚肉が０・１から０・３グラム。鶏肉は殆《ほと》んどが０グラムとどれも低い。

ハムなどの肉加工品もロースハムが1・3グラム、生ハム0・5グラム、ベーコン0・3グラムだ。

ところがウィンナーソーセージは３・０グラム、フランクフルト・ソーセージは６・２グラム、焼豚も５・１グラムと意外に多い。このように「糖質」は食品によって、思ったより少ないものもある。これらは量を多く食べても問題ない。反対にこんなものがという食品の糖質が異常に高かったりするのである。これを見分けるには、糖質一覧表を見ながら慣れていくしかない。

「糖質制限ダイエット」では、１日摂取する糖質量を60グラム前後、１日３食とすると１食あたり20グラムだから、ソーセージなどを食べるといくら糖質が少ないといっても多く食べれば糖質が増えてしまう。この結果、桐山はスーパーなどに買い物に行っても食品の成分表示表をシゲシゲと眺めながら、長時間買い物をするようになった。

桐山が罹った2型糖尿病の場合、糖質を1グラム摂取すると、血糖値を約3上昇させるといわれている。

となると、空腹時血糖値が110mgの人は、1回の食事で20グラムの糖質量を摂ったとすると、20グラム×3で60。110に60を足して170mgまで血糖値が上昇することになる。これを何とか200mg以下に保たねばならない。

魚介類も糖質は少なく、ほぼ全て食べられる。アジ0・1グラム、アサリ0・4グラム、穴子0グラム、イカ0・2グラム、イクラ0・2グラム、ウナギ（白焼き）0・1グラム、鯖《さば》0・3グラム、マグロ0・1グラム、車エビ0グラムだ。

大豆製品も糖質制限ダイエットにはお勧めだ。木綿豆腐1・2グラム、絹ごし豆腐1・7グラム、厚揚げ0・2グラム、油揚げ1・4グラムという具合である。

野菜は、糖質量の多いものと比較的少ないものがあり、それを見分ける必要がある。

糖質が少ない野菜は、アスパラガス2・1グラム、いんげん2・7グラム、カリフラワー2・3グラム、キュウリ1・9グラム、にがうり1・3グラム、ズッキーニ1・5グラム、セロリ1・7グラム、大豆モヤシ0グラム、トマト3・7グラム、白菜1・9グラム、ブロッコリー0・8グラム、ほうれん草0・3グラム、レタス1・7グラムである。

逆に糖質量が多い野菜は、かぼちゃ17・1グラム、ごぼう9・7グラム、そら豆12・9グラム、れんこん13・5グラム、とうもろこし13・8グラムといった具合だ。

長ネギ5・0グラム、玉ネギ7・2グラムなどは、量で調整すればいい。

食品では練り物も多い。カマボコ9・7グラム、はんぺん11・4グラム、さつま揚げ13・9グラムである。

主食類は、まさに糖質の固まりだ。これらは全て「糖質制限ダイエット」でタブーとされている。ご飯が36・8グラム（茶碗1杯で51・3グラム）、食パンが44・4グラム（6枚切り1枚で26・6グラム）。これらは、少しでも口にしたら、たちまち1日に摂るべき糖質量を上回ってしまう。

麺類も糖質が多い。うどん（ゆで）が20・8グラム（1玉で52・0グラム）、素麺《そうめん》が70・2グラム（1束で35・1グラム）、そば（ゆで）が24・0グラム（1玉で40・8グラム）、スパゲティも69・5グラム、春雨は何と80・9グラムもあった。

こうしてスーパーなどで買い物をしながら、食品の糖質一覧表を見比べていくとやがて食品ごとの糖質が大まかに分かるようになる。しかし細かな数値は必要ない。極めて大ざっぱでいいのだ。

麺好きで、殆んど毎日、そばやうどん、スパゲティなどをゆでては自分で調理していた桐山にとっては、麺類が持つ怖しいほどの糖質量の多さに驚いた。そしてこれが自分の太った原因であり、糖尿病にもなった理由だと気がついた。

「糖質制限」はダラダラやっても効果が出にくい。やる時はキッチリやって身体に糖質がしばらく入らないことを覚え込ませることが大事である。桐山が実際にやってみて分かったのは江部医師の著書にもあるようにまず主食を抜くことが大事ということだった。ご飯、麺類、パン類を徹底して抜く。これだけで大口の糖質摂取はなくなる。

とりあえずその主食の代用となるものを探すことが急務だった。これには、腹持ちが良く、しかも食べ飽きないものがいい。

最初トライしたのが、ふすまパンだった。低糖質のふすまパンを冷凍で宅配してくれる業者に注文し、しばらくはこれを主食におかずを食べた。だが、ある時からふすまパンを見るのも嫌になってしまった。要するに同じものばかり食べるために飽きてくるのだ。ここが糖質制限の難しいところだ。

そこで次に主食代りと決めたのが、豆腐だった。夏ならば冷奴、冬なら湯豆腐か鍋料理と毎食、豆腐を1品つける。豆腐のいいところは、腹持ちが良く、満腹感があることだ。

毎日1丁など食べきれない。せいぜい半丁がいいところである。

桐山の場合、この「豆腐主食時代」が比較的長く続いた。糖質制限食を始めて2年後の今でも続いているぐらい飽きない。何より豆腐はボリュームがあって腹持ちがいいのが嬉しい。冷奴や湯豆腐ばかりでは飽きるのでバリエーションとして、豆腐を溶き卵に入れて焼く韓国風のジョンなどを料理する。これも朝食に良い。あるいは、小粒の納豆を豆腐にかけて食べると食感がご飯に似てきて安心することも発見した。

しかし、豆腐ばかりでもさすがに飽きてくる。そこで、今度はふすまパンを時々取り寄せたり、豆腐と併用する「ふすまパン・豆腐時代」が交互に続いた。

そのうち、桐山は何かを「主食」にしておかずを食べるという考え方そのものが間違っていることに気付いた。主食を食べるのではなく、おかずを沢山食べてお腹をふくらませるのだ。

つまり「おかず」の語源通り「数多く」食べるのである。その際、主食は食べない。食べ方も大切である。最初に糖質の低い野菜類を食べて、血糖値を上げないようにし、次に肉、魚類を食べ、食べたい時だけ豆腐類を摂るようにした。こうすると同じ献立を食べても血糖値が上がりにくくなると言われている。

気がつくと、糖質制限ダイエットして既に半年が経っていた。体重も更に減り、糖尿病数値からも完全に脱していた。

こうして桐山は糖質制限ダイエットの成果を健康診断の数値で確かめながら続けた。その間、少しずつ「計画的脱線」も自分自身に仕掛け、長期間継続するストレスを抜く「ガス抜き」もしていった。

それはマラソンを走る選手が、コースのポイントに置かれた給水所で給水を受け取るのにも似ていた。

つまり、フルマラソンを完走するため、途中で意識的に糖質を含む食品もあえて少量口にしてみる。そのことで、糖質制限ダイエットを長期間続ける「制限ストレス」を緩和していった。

こうしてあっという間に「糖質制限食」を始めてから1年が経った。この間、体重は糖質制限食を始めて約半年経った頃の67〜68キロと全く変わっていない。目標は63キロだが、それはいつでもやれるからと、あえて無理しないでいる。それよりもリバウンドなしで、痩せたまま体重をキープし続けることが大事だと思っているのだ。こうしてとうとう、治らないはずの糖尿病数値からも脱し、2年後には薬も飲まずに空腹時血糖値97。HbA1cは4・8を記録している。

こうした「成果」を生み出すことが出来たのも、やはり「最初の3週間」に徹底した糖質制限ダイエットを行なったことが大きい。

「糖質制限ダイエット」の効果を最大限に挙げるには、最初の3週間に「スーパー糖質制限」を徹底して行ない、糖質がしばらく入ってこないという危機感を身体に覚えさせることが大切なのだ。するとある日突然、体内の脂肪を燃焼させるメイン・スイッチが入り、脂肪がどんどん代謝していく。

身体が一度このスイッチ交換の仕組みを覚えてしまうと、減量したい時に何時でも糖質制限ダイエットを行なって、メイン・エンジンに切り替えればいい。そのスイッチが入るかどうかの試金石となるのが、「糖質制限ダイエット」を始めた「最初の3週間」なのだ。

こうして真剣に「糖質制限ダイエット」と向き合った結果、桐山は僅か3週間で20キロ近くまで体重を落として、その結果、まさに「別人」のような姿で仕事場を離れて、取材現場やパーティに戻ってきた。

その姿を見た仲間や知人たちは、まさに仰天した。あれだけふっくらと肥えていたメタボ作家が、短期間で驚くべき「変身」を遂げたからだ。

いざ痩せてみて初めて、桐山が気付いたことがあった。自分が健康になり、「10歳は若返った」と言われると嬉しかったが、それより周囲に不健康に太った男たちの何と多いことかと。

「おやじダイエット部」設立の発想はここから始まった。糖質制限食であっという間に20キロ痩せることが出来た桐山は、まさに神様から「健康」という宝物を手に入れたのだ。そこで、桐山は思った。自分が運良く手に入れたこの「糖質制限ダイエット」の実践方法を出来るだけ多くの人に体験し、その人が持つ本来の健康を取り戻してもらおうと。

ダイエットのみならず、それを「入口」として、健康に対する正しい知識と最先端の医療情報を持ち、それを日々語り合いながら実践していく。そんな男たちの「集まり」が出来ればいい。そしてそれを「健康友達」と名付けて、ダイエットを皮切りに、アンチエイジング、眼の健康、心臓、血管などの専門分野の人々を巻き込んだ交遊活動をしていこうと思った。

不思議なことに、桐山が痩せた後、そうした健康に関心を持つ人々が吸いつけられるように周囲に増えてきた。糖質を制限すると逆に人が集まってくるのだ。まさしく「類は友を呼ぶ」のである。

>>> この話で痩せた部員 >>>>>>>>>>>

Oyaji Diet Club
Members
01

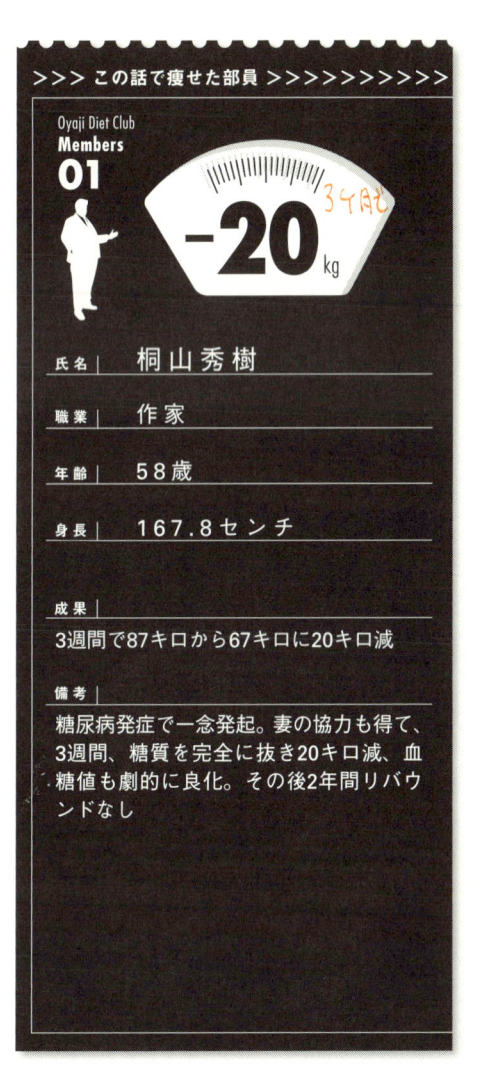

氏名	桐山秀樹
職業	作家
年齢	58歳
身長	167.8センチ

成果

3週間で87キロから67キロに20キロ減

備考

糖尿病発症で一念発起。妻の協力も得て、3週間、糖質を完全に抜き20キロ減、血糖値も劇的に良化。その後2年間リバウンドなし

Oyaji Diet Club

第2話

「おやじダイエット部」の立ち上げ

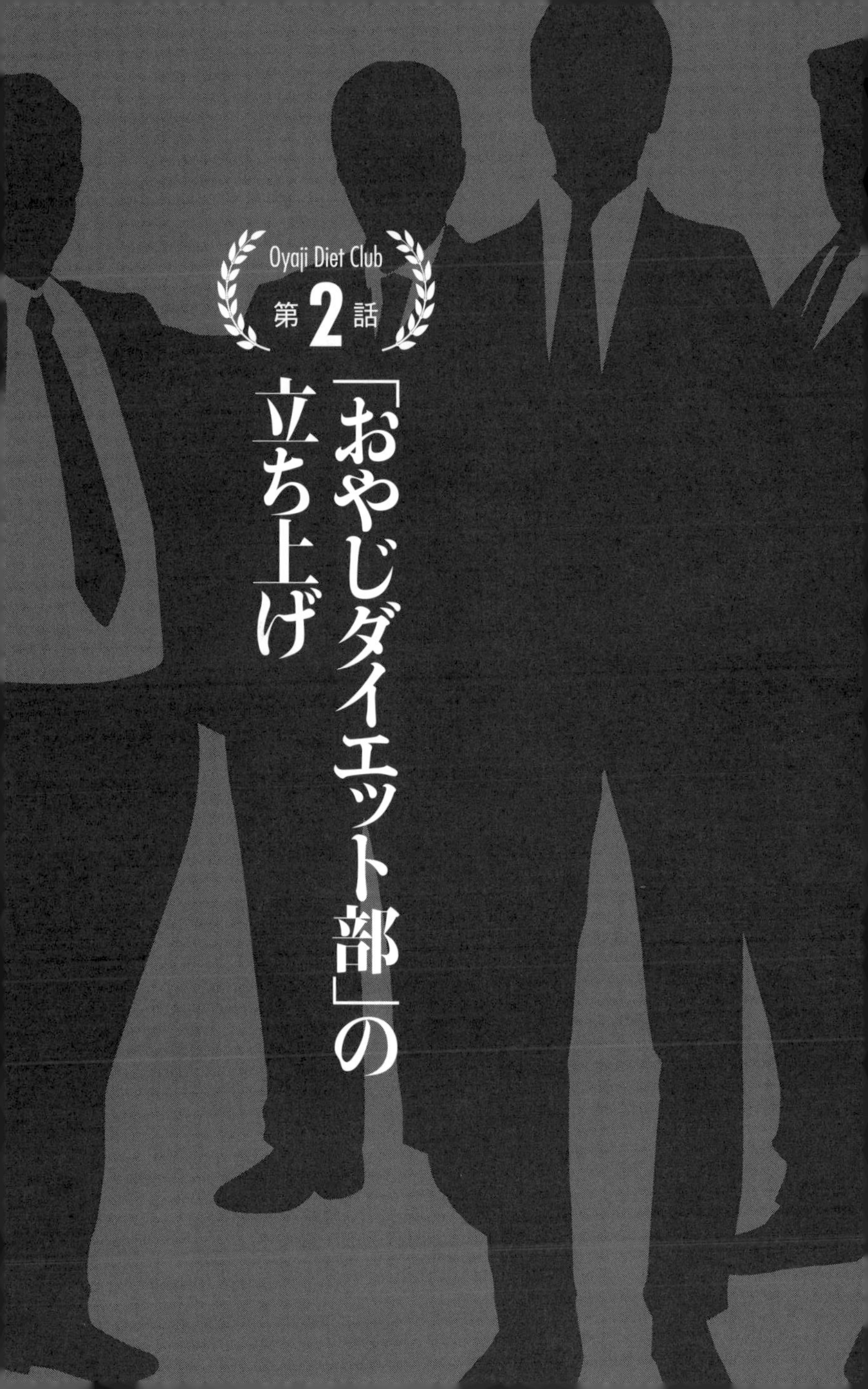

「糖質制限ダイエット」で約20キロ減を達成した後も、桐山は一人黙々と「スーパー糖質制限」を続けていた。

（この喜びを誰に伝えよう）と桐山は思った。

まず「糖質制限ダイエット」の本を送ってくれた編集長に糖質制限食で短期間に痩せたことを報告し、糖尿病数値も改善できた御礼をしなければならないだろう。

そこでくだんの編集長に2ヵ月振りに電話を掛けてみた。

「おかげさまで20キロ痩せました。糖尿病の数値もよくなりました」

「そりゃ、凄《すご》い。よかったですね。実は今度、江部康二先生を囲む会を赤坂の居酒屋で開くんですが、もしよかったら参加されませんか」

「本当ですか。是非、お願いします」

話はまたたく間に進んだ。

会合の場所は、赤坂のビル2階にある「まるしげ夢葉家」という居酒屋だった。

桐山はここで初めて「糖質制限食」の提唱者である京都・高雄病院理事長の江部康二医師に会うことが出来た。当時、既に病院の通院をやめ、糖質制限食一本に絞っていたので、相談できる新たな医師との出会いは非常に有り難かった。

会場となった「まるしげ夢葉家」には、約60名のメンバーが集まっていた。この会を主宰する会員制組織ギリークラブの会員と会員の紹介のビジターで、「糖質制限食」の提唱者である江部康二医師がゲストだということで、かなりの盛会であった。

江部医師を囲んで参加者が各テーブルに分かれて座った。この時桐山は主宰者側のはからいで江部の隣に座ることが出来た。

会が始まる前を利用し、桐山は江部に健康診断の数値を見せながら、スーパー糖質制限を続けた結果、体重が20キロ減り、糖尿病の数値も改善したことを報告し、御礼を言った。

「江部先生、有り難うございます。先生の本を熟読したおかげで、こんなに数値がよくなりました」

「どれどれ。おう、ええなあ。総コレステロール値はまだ高いが、これは問題ない」

そうやって誉めてもらえるのが、桐山にとっては嬉しかった。何しろそれまで医師からは叱られ続けの「劣等生」だったからだ。

「はい、有り難うございます。それで今、この薬を飲んでいるのですが飲み続けていいものでしょうか」

と言って、桐山は江部の患者でもないのに飲む薬の相談もした。

これに対して、江部は、色々とアドバイスし、メールのアドレスも教えて、分からないことがあったら何でも問い合わせるよう指導してくれた。これが嬉しかった。

その後、会食となったが、桐山は最初、出てくるツマミを一つ一つ吟味し、食品の糖質量を思い出しながら選別していた。ところが当の江部はというと、何のこだわりも感じさせずにパクパク食べている。(江部先生も案外糖質制限されていないのか)とも桐山は思った。だが、それは大きな間違いであった。

話をしながら江部の食べている皿を見ると、何と食べているようでも食材を巧みに選り分け、入れ物の鉢の隅に糖質の多い食材だけキチンと残してあるのだ。

すなわち全く糖質制限などしているという気負いも感じさせず、あくまでも「自然体」で食べ、ちゃんと残すべきものは残している。

「ムムム。さすがは江部師範」と桐山は感心した。制限を感じさせずに制限する「自然流」の糖質制限術である。「デキる」と桐山は思った。

途中、糖質の高い野菜の煮物の小鉢をうっかり食べてしまった時、桐山は江部医師に尋ねた。

「先生、この料理は糖質高かったですか」

「うん。だから、僕は残しとるよ」

まさに「達人の技」である。食べたようでもさり気なく、しかし確実に糖質制限すべきものはキチンと制限している。

これぞ「無制限の中の制限」の極地であった。

「恐れ入りました」と桐山は江部の食事法を見て、心の中でつぶやいた。そして（いつか、この師範のようになりたい）とも思った。

江部の練達の糖質制限技を間近で見ただけでも桐山はこの会に参加してよかったと思った。

この夜、桐山は江部と共に「美味しく楽しく糖質制限」をモットーに自ら率先して糖質制限食を続け、クリニックで患者にも指導している管理栄養士の大柳珠美にも会うことができた。大柳も美味しく食べ、飲むことに探究心を燃やす糖質制限食通のエキスパートだ。この頃、桐山はまだ迷いながら糖質制限食を続けていたため、医師が処方した血糖値を下げる薬も併用して飲んでいた。それが原因で、1日1回血糖値が下がり過ぎて「低血糖」状態を起こしていた。

これをどうすればいいのか、「まるしげ夢葉家」の会場で、桐山は大柳に聞いてみた。彼女はすぐにいいアドバイスをくれた。

「ならば、薬をやめて糖質制限食一本に絞った方がいいですよ」

「なるほど」と桐山は思い、この言葉で医師からもらった薬を飲むのをやめて「糖質制限」一本で進む決心がついた。

後から考えると、その判断は決して間違っていなかった。

大柳のアドバイス通り血糖降下剤をやめると低血糖状態はすぐに収まり、以後安心して糖質制限ダイエットを続けることができたのだ。

ダイエット仲間を作るという発想

「まるしげ夢葉家」の会場で、江部、大柳の他に桐山が初めて会う「糖質制限ダイエット仲間」がいた。都内でレディスクリニックを経営している院長の早川悟（仮名）である。

早川もこの時、既に糖質制限食を始めていた。桐山と名刺交換した際、彼は糖質制限を始めて以前より15キロ近く体重が減ったと教えてくれた。

早川は身長176センチ。最も太っていた時は体重が88キロあり、顔が丸く首にも肉が付いていた。

早川によると、以前は産科の救急センターに勤務しており、激務の上に仕事も不規則だった。1ヵ月のうち20日は病院内で寝泊まりする生活だったという。そして絶えず睡眠不足の上に、疲れが貯《た》まり、ストレスから過食に走っていた。日常の食事でもよく食べ、甘い物が好きでシュークリームやプリン、ケーキなども大好物だった。仕事の合間に眠気を覚ますコーヒーを飲みながら、スナック菓子もよくつまんでいた。そして仕事が終わると外食し、酒を飲んだ。そのため産科センターに勤務して2〜3年のうちに体重が15キロ余り増加していた。

「当時は中性脂肪値も高く、700mg/dℓ台（基準値は30〜150mg/dℓ）、肝機能を見るγ《ガンマ》-GTP値は3桁（基準値は男性で50IU/ℓ以下）、尿酸値も7〜8・5mg/dℓ（基準値は男性で3・0〜7・0mg/dℓ）もありました。おまけに汗もかくし、疲れやすく、いつも眠くなる。糖尿病ではなかったですが、糖尿病患者と同じ症状が出ていたんで、これではいけないと降血剤や中性脂肪を下げる薬をまず飲んだんです。僕自身、医者ですから食後の血糖値を上げない薬や腸から脂肪を吸収させない薬などを自分で調べて飲むことが出来る。しかし、全く効果がない。そこで、これは太り過ぎを解消するしかないと思って、あれこれ調べ、糖質制限食を始めたんです」

早川と酒を飲み、話をしながら桐山は、かなり仕事の出来る男だろうと思った。

桐山はそういう早川に親近感を持った。お互い男として、仕事の忙しさの中で、ついついストレスから食に走ってしまう。その気持ちは非常によく分かった。

桐山は最初に糖質制限仲間として出会った早川を「おやじダイエット部」の会員にいずれ誘おうと思った。

この日、会場に集まった人たちの多くはまだ糖質制限をしたことがなく、その効果についても半信半疑だった。そこで、主宰者に指名され、桐山と早川が実際に糖質制限を行なった体験者として、短い話をすることになった。

「実は、私、糖質制限食を始めてから3ヵ月で約20キロ痩せました。この糖質制限食の効果は本当に凄いですよ」

桐山が会場の居酒屋内で立って体験談を話し出すと、皆の目線が集中した。「エーッ、凄い」という若い女性の悲鳴まで聞こえた。

続いて医師の早川が「僕も糖質制限で約15キロ痩せました」と話し出すと、やはり「ウソーッ」と喚声が挙がった。

その反響に桐山と早川は肩を抱き合って喜んだ。「僕ら、糖質制限仲間だもんね」と早川が言うと「そうだ、そうだ」と桐山も頷《うなず》いた。

桐山は作家として、それまでにも様々なテーマで各地で講演したことがあったが、聴衆がこれほど真剣な表情で聞いてくれたテーマはなかった。そのこと自身に桐山が驚いたぐらいだ。世間の人々がダイエットに、そして糖尿病を始めとする生活習慣病に悩んでいるかがよく分かった。

それなら、自分が糖尿病に罹《かか》ったことをきっかけにしてこの病気のコントロールやダイエットの効果的なやり方を徹底的に研究してみよう。

この医者や研究者なら話を聞いてみたいという人を探して、どんどん会いに行ってみようと桐山は思った。そして、その成果を自分自身で実際に試し、いい結果が出たらどんどん知人や友人に勧めてみる。その結果、仕事に忙しい男たちが皆、自身の健康や生活習慣に興味を持つようになり、お互いにいい仕事をして出来るだけ元気で長く活躍できればいいと考えた。

これが桐山の考えた「健康仲間」、「おやじダイエット部」の設立コンセプトだった。

それぞれの仕事を持つ男たちが、自身の健康と幸福を考えるために、時々集まって酒を飲みながら楽しく語り合う。

そんなささやかでも定期的な集まりを持った会にしたいと桐山は考えた。男たちが集まるテーマはいくつも思い浮かんだが、とりあえず多くの人々が最も興味を持つ「ダイエット」から始めてみることにした。

「おやじダイエット部」を結成する理由は既に述べたように「肥満」が男の健康に様々な影響をもたらすからである。

桐山自身も糖尿病と合併症に罹ったが、体重を20キロ落としたことで、全ての数値が改善し、それを体験してみて初めて如何《いか》に「肥満」というものが怖《おそろ》しいかが分かった。（しかし、自分だけで孤独に糖質制限を続けていては必ず途中で息切れし、リバウンドする。そうだ。男たちを集めてまずは「肥満」から脱出するおやじの会を作ろう）

桐山はそう考えた。

ダイエットで最も重要なのは、痩せた後リバウンドに陥らないことだ。

痩せるだけなら、誰でも過激な運動やカロリー制限をすれば、10キロ、20キロと痩せられる。だが、こうしたダイエットには「無理」がある。その「無理」がたたって、仕事の忙しさから運動できなくなったり、運動を続けるのが辛くなった時から再びリバウンドして太り始める。

従来、糖尿病治療に用いられてきたカロリー制限も同様だ。糖尿病治療で入院中などの短い間なら、カロリー制限で少量の食事をし、摂取エネルギーを消費エネルギーより少なくすれば、確実に痩せられる。しかし、そんな少量の食事では人間はいつか我慢できなくなる。その結果、再び太り始めてしまうのである。ダイエットに悩む人の多くも、こうしたリバウンドを克服できないでいる。

ところが、桐山が試みて成功した「糖質制限ダイエット」なら、無理せずに痩せられ、痩せた後も続けやすいのでリバウンドせずに済む。せっかく苦労して痩せたいいスタイルをそのまま維持できるのだ。

しかし、糖質制限も楽とはいえ、それでも出来ない男たちもいる。ならばお互いにチェックとはいかないまでも、ダイエットを続けているか、男同士時々集まって確認し、励まし合う。というより「頑張ってるなぁ」とその健闘を讃《たた》え合う。あるいは痩せて健康になった顔を見せ合いながら、皆で美味しく会食をする。それだけでいい。こんな楽しい会が出来ないだろうかと桐山は思った。

桐山自身もダイエットした後に痛感させられたことだが、太った原因の根本は「運動不足」と「寂しい食事」だった。締め切りや仕事を最優先するあまり、つい毎回の食事をおろそかにしてしまいがちになる。

そして、ひと仕事終えてから、ガッチリ食べて栄養補給し、やれやれと満足してそのまま寝るという「仕事中心」の食生活を送っていた。

こうした「食事軽視」の生活をしているとファーストフードを中心とした「外食」がこれに拍車をかける。ハンバーガーなどの片手で食べられるいわゆる「片手食」が広がり、昼食時にパソコンを眺めながら片手でバーガーを頬張る食事も当り前になる。その結果、ついつい早食いしたり、食べ過ぎてしまうようになる。

また、ハンバーガーなどの欧米風ファーストフードに加え、牛丼のように、ご飯の上に甘辛いおかずを乗せてそれをかき込むといった「和製ファーストフード」も増えている。これも短時間で食べられるために、血糖値を急上昇させる。しかも安価なために「早飯、早食い」で沢山《たくさん》食べてしまう。そしてヘルシーな「和食」のつもりで食べていても、塩辛い具をご飯と共にかき込むスタイルになっているため、どうしても塩分を摂り過ぎてしまう。これが男たちを太らせる「肥満食」になるのだ。

「糖質制限ダイエット」を成功させてみて分かったが、その本質は、「糖質」のみを排除するための「苦行」ではないということだった。

むしろ、毎日の食事で食材を吟味し、身体にとって「よりよいもの」を選んで食べるという「健康のためのトライアル」なのである。

そして、食事と健康が如何に密接に結びついているかを、食べる側が自分で実感して確かめるという「新しいライフスタイル」の提案なのだ。その結果、自分がこれまで如何に「糖質」を摂り過ぎてきたのか。その誤りをダイエットの実現と共に自覚することになる。

だから、この糖質制限食は自分一人で黙々と行なうのもいいが、出来れば気の合った仲間たちとワイワイやりながら、ゆっくり「糖質制限」する時間を楽しむのがいい。この「ゆとり」が毎日の食事には必要なのだ。


忙しい現代にあっては、「健康のためのバランス」に優れた食事をゆったりと摂り、会話も楽しむ時間はなかなか取りにくくなっている。それでも「健康仲間」と集まるという名目で、そうした食事を楽しむ「ひととき」を作る。その「心の余裕」が、糖質制限ダイエットを長続きさせる原動力となるのではないか――。

その「ゆとり」を男同士で楽しみ、「まだ痩せてますか」と確認し合うのが「おやじダイエット部」なのだ。

心強い味方たち

「まるしげ夢葉家」の夜以来、桐山がそんなことを考えていた頃、心強い「援軍」が現われた。

慶應大学医学部眼科学教授で、アンチエイジング医療に詳しい坪田一男医師である。

坪田教授とは雑誌の取材で知り合ったが、同世代ということもあって、親しくなっていた。

糖尿病が発覚した後、20キロ痩せた桐山の姿を見て、その価値を最初に認めてくれたのが坪田教授だった。都内のホテルで会食した時、坪田は痩せた桐山の姿を見るなり言った。

「桐山さん、えらい。よく頑張ったね」

「ありがとうございます」

坪田教授は自身を「血糖原理主義者」と呼び、徹底した血糖値重視の食生活を続けている。日頃から血糖値を上げやすいGI（グリセミック・インデックス）値の高い食事を避けると共に、食事後自身で血糖値を測定できる「簡易血糖測定器」を持ち歩き、会う人ごとに血糖値を測るのを愉《たの》しみにしていた。

この坪田教授と食事した際、坪田教授は簡易血糖測定器を出しながら嬉しそうに言った。

「桐山さんの血糖、測ってあげよう。まず、僕からね。あ、僕は120だ」

「私は、117です」

「僕の方が高いじゃない。悔しいなぁ」

という具合に、笑いながら健康についての知識を会う人ごとに教えている面白い医師だ。自身も血糖値を下げるために食後、家庭用のトランポリンで跳んで気軽に運動している。

桐山はこの坪田教授が副理事長を務める「日本抗加齢医学会」のプレスセミナーに出席して、肥満や健康に関する最新情報を入手し、来るべき「おやじダイエット部」の例会の際にメンバーに伝えようと思った。

そのセミナーで坪田教授から「肥満」に詳しい専門家として紹介されたのが、血管のアンチエイジングが専門の大阪大学大学院医学系研究科教授の森下竜一医師だった。森下教授自身も食べることが好き、飲むことが好きで、一時85キロを超える肥満体となった。だが、そこから糖質制限ダイエットを中心に十数キロの減量を行なったという。

森下教授によると、肥満は立派な病気だという。肥満の病気といえば、メタボリックシンドロームがよく知られているが、これはウエストの周囲径が男性は85センチ以上、女性は90センチ以上が当てはまる。そして、血圧が１３０／85㎜Hg以上、空腹時血糖値が１１０㎎／dℓ以上、中性脂肪が１５０㎎／dℓ以上、善玉コレステロールと呼ばれるＨＤＬ値が40㎎／dℓ以下――のうち、２つ以上の条件に合致すれば、メタボリックシンドロームと診断される。

既に日本では、40歳以上人口に占める男性の56・２％と女性の19・２％が、このメタボリック患者か、その予備軍とされている。

近年、メタボ患者は急激に増え続けており、2005年には約190万人だったものが、2007年には2000万人を突破するほど、急速に肥満患者が増え続けている。

森下教授の研究では、不眠が肥満を引き起こすことも分かっている。不眠や睡眠不足の状態に陥ると、食欲を亢進《こうしん》させるグレリンの濃度が上昇し、逆に食欲を抑制するレプチンの濃度が低下する。この結果、空腹感が増強し、食欲が亢進して、ドカ食い、早食いするためにヒトは肥満になるのだ。

「でも、どうしても美味しいものを食べたいし、美味しい酒を飲みたくなる。ならば接待の時の健康管理を考えたり、健康に良いメニューを話し合う会を作るのはいいかもしれませんね」と森下教授は桐山にアドバイスしてくれた。

このように桐山が「糖質制限ダイエット」によって体重を3ヵ月で20キロ減らし、別人のように痩せてみると日本を代表する専門家に次々と出会うのが不思議だった。

現代の日本の男は糖質を摂り過ぎる一方で、男性ホルモンが不足している。

特に、「おやじダイエット部」の中核となる中高年の男にとっては、50代を越えると急激にテストステロンという男性ホルモンの値が減少し、いわゆる「男性更年期」の時代を迎える。その結果、若い頃には起こらなかった生活習慣病やED、鬱《うつ》という症状が起こりやすくなるのだ。

男性ホルモン値を上げ、男らしさを取り戻すには交感神経の緊張を和らげることが必要だという。そのためには、会社でも家庭でも趣味でも酒場でもいい。どこかに「男の居場所」を持つことが大切らしい。そしてその「居場所」で楽しいことを実行する。これはまさに「おやじダイエット部」

そのものだ。そして日々の生活では偏りがなく、旬の食材、抗酸化作用の高い食材を取り入れるなど食事を大切にする。また忙しくとも短時間でエクササイズを行ない、良い睡眠を取る。

このテストステロンの研究の第一人者が坪田教授のセミナーで紹介された帝京大学医学部主任教授の堀江重郎医師だった。堀江教授によると、男性ホルモン値を上げるには仲間を大切にしなければならないという。男同士で過ごす時間、ゴルフなどグループで行なうスポーツはいいようだ。

またおしゃれをする、凝り性になる、大声で笑う、目標を持って冒険する――ことなどで男性ホルモン値は上昇するという。

男というのは互いにいい意味でのライバル心を抱き合って競う「社会的動物」であり、「仲間」を必要とする。そして「あいつがあんなにやっているなら、俺も」という具合に、ファイトを燃やすことで男性ホルモンの分泌が高まる。

堀江教授によると、実はそうした場所として男の健康に隠れた効用があったのが「夜のクラブ活動」だった。

銀座や赤坂あたりのクラブに連れ立って、おやじたちが飲みに行く。こうした「夜のクラブ活動」のいいところは実は、女性目当てというよりも、男たちが集まって、互いの男らしさを見知らぬ女性たち（ホステス）の前で競い合い、男同士が本音で楽しく語るという時間である。

男同士で群れる行動により男性ホルモンが適度に分泌される。ところが昨今の大不況で、企業の交際費は激減。夜にクラブ活動する機会も全くなくなった。ならば「夜のクラブ活動」に代わる、男の集まりをより健全な形で開けばいい。それが「おやじダイエット部」の集いであった。これなら不必要に高い銀座や赤坂などの「夜のクラブ」である必要はなく、糖質制限ダイエットが出来る街の居酒屋やホテルのバーで充分だ。「おやじダイエット部」が結成されれば不況で一人家に閉じこもりがちになった男たちも外に連れ出せる。そしておやじたちが集まり、ワイワイとやることが男性ホルモン値の回復にも継《つな》がるのである。桐山は男同士が集まってワイワイやるという「健康仲間」の集まりはダイエットのみならず、男の健康維持にも非常に役立つことを再認識した。

部員第一号に白羽の矢を立てる

もちろん、糖質制限を多くの人々に広めるからには、この食事療法の提唱者である、京都・高雄病院理事長の江部康二医師にも、総監督として理論的にも実践的にも様々なアドバイスをいただかねばならない。江部医師自ら糖質制限食を10年以上続けており、そのノウハウの蓄積は凄《すさ》まじい。また理論面の不安にも医師の立場から答えてくれる。こうした監督的な存在が「おやじダイエット部」には是非、必要なのだ。しかし、部とはいっても出来るだけ長く継続させ、楽しい会員を集めたいので、あまり難しい「会則」も決めない。

とにかく、過去の人生でずっと太っていたことに悩まされてきた「男たち」が「ここで乾坤一擲《けんこんいってき》痩せよう」と誓い、楽しく糖質制限ダイエットを実行する。そして、見事に痩せた後も、再び太らないように時々集まって、糖質制限メニューを楽しみながらキープする。

そんなゆるやかな会でいいのではないかと桐山は思ったのだ。

桐山は「おやじダイエット部」監督就任を打診するために、京都市右京区梅ヶ畑畑町にある財団法人高雄病院に、江部医師を訪ねた。

ＪＲ京都駅から山陰線に乗り換え、花園駅で下車。駅前から「高雄病院までお願いします」と告げると、殆《ほと》んどのタクシーが知っている。

糖質制限食に関する様々な著書で、かなり地域でも知られた病院となってきているようだ。

途中、日本の古典文学に登場する双ヶ丘《ならびがおか》の美しい森と丘陵の脇を抜ける。京都市内にありながら、如何にも山里めいたひなびた雰囲気が漂い出す所である。

糖尿病発病以来、桐山は折に触れて江部医師の許《もと》を訪れ、糖質制限食の実践についての様々なアドバイスを受けてきた。

京都の北西にある同病院まで足を伸ばすのは、まさに「山中で修行中の仙人」か「名僧」に会いに行く気分になる。

ある時は、京都出張中に思い立って江部医師の許を訪れ、訪問のみを告げて帰るつもりが、江部医師が診察中のドアを開け、白衣姿で中に招き入れてくれたこともあった。

この日は、高雄病院の奥にある理事長室を訪れ、「おやじダイエット部」監督就任を依頼するのが目的だった。

だが「そんなクダらないことを頼みにくるな」と言われはしないかという一抹の不安もあったことも事実である。

「先生、糖質制限食で痩せた男たちを集めて『おやじダイエット部』という集まりを組織したいのですが、監督か師範になっていただけませんでしょうか?」

桐山は恐る恐る切り出した。すると、

「おお、それはええなぁ」

と即座に快諾していただいた。

江部医師によれば、一人でダイエットに立ち向かうより「サポート・グループ」という仲間と共に行なうと、目的を遂行するためのモチベーションが上がることは、医学的にも証明されているのだそうだ。

「心理学上でも『ピア・サポート・グループ』といって、医師が上から目線で患者に接するのではなく、患者の立場に立ってアドバイスしたり、患者同士が助け合って共にモチベーションを高めていくことが重要だとされていて、メタボの場合も、お互いに痩せた体験を語り合うことは非常に大切なんや。特に、糖質制限食は孤立したらアカン。また、従来の常識の壁に閉じこもって、その実践に飛び込まない人もいるから、反対意見にもめげずに実行するためには、支えてくれる人が必要なんや」

「なるほど。そうか、医学的にも『おやじダイエット部』は重要なんですね。ありがとうございます」

桐山はそう言って頭を下げた。

さすが「おやじダイエット部」監督就任をお願いしただけのことはある。人格も高潔円満で、まさしく「名医」とはこういう医師のことを言うのではないかと、桐山は思った。

理事長室で「おやじダイエット部」の構想や、健康に関する日頃の疑問を尋ねた後、同病院の玄関を出ると既に陽はトップリと暮れ、美しい月が双ヶ丘の山の上に輝いていた。

江部医師は、専門の医学以外の面でも「おやじダイエット部」監督に適任だった。

歌が好きな江部は、現在も毎月一回、京都市内のライブ・ハウスに出かけ「ターニングポイント」というグループを組織し、自らヴォーカルとして活躍している。すなわち、本業のみならず、趣味も粋なのだ。

（そういえば、江部先生に最初に会った「まるしげ夢葉家」の会合で、先生に歌の話題を振ったら、急に流暢《りゅうちょう》な英語で名曲〝スタンド・バイ・ミー〟を口ずさんでいたな）と桐山は思った。この監督には、「おやじダイエット部」のメンバーに、ずっとスタンド・バイ・ミーしていてもらいたいと桐山は思った。

こうして「おやじダイエット部」構想を固めた後、実際の「健康仲間」のメンバー集めに入った。新たに「おやじダイエット部」として仲間を募集するには、現在太っている男を対象にしなくてはならない。

だが、男同士、いくら親しいといっても「一緒にダイエットやりませんか」と声を掛けるには、かなり勇気がいる。下手に声を掛けてしまうと「プライバシー」の侵害ともなりかねず、それまでの人間関係を破壊しかねない。あくまで本人の意思を尊重しなければならない。

それほど男にとって「ダイエット」とは、センシティブな問題なのだ。ここに男が踏み込む以上は、相当日頃のつき合いが深くなくてはいけない。そういったおやじたちが集まれば途中、多少の障害があってもそれを乗り越えていける。「おやじダイエット部」の設立にはまずこうした人間関係が必要だと桐山は思った。

そこで桐山がまず声を掛けることにしたのが、自身の兄貴分であり、日頃からホテル取材などで世話になっている大手都市ホテル前総支配人、太田範義だった。

太田とのつき合いは、彼が最後の総支配人を務めた東京・永田町の「キャピトル東急ホテル」以来である。その後同ホテルが建て替えで一時休業していた時期、横浜・みなとみらいにある「パン・パシフィック横浜ベイホテル東急」の総支配人として赴任したため、桐山は原稿を執筆する時はこのホテルを常宿にしていた。

その後、太田は東急ホテルズ顧問となり、現役から退いた。再びホテル総支配人に戻る日を桐山が待ち望んでも体力的な限界を理由に「私はもう引退しますよ。もう一度ホテルの総支配人なんかやると死にます」と会うたびにつぶやいていた。

ホテル総支配人という仕事柄、太田は会食が多く、本人曰く「多い時には1日6食にも及んだ」という。そういえばダブルのスーツがはじけそうなぐらい太っていた。その体重を支えるための膝も痛んで何度か血管を広げる手術もしていた。だが、太田は人生の先輩で、年上でもあり、いきなり「ダイエットしてみませんか」とは言い出しにくかった。

しかし、もしも本人が興味を持って糖質制限ダイエットを行なったら、まず30キロは軽く痩せるだろうと桐山は思った。そうなると、お互い気持ちの良い「おやじダイエット部」の旗揚げが出来る。

Oyaji Diet Club

第3話

「男の約束」

――1年で35キロ痩せた「名門ホテル」最後の総支配人

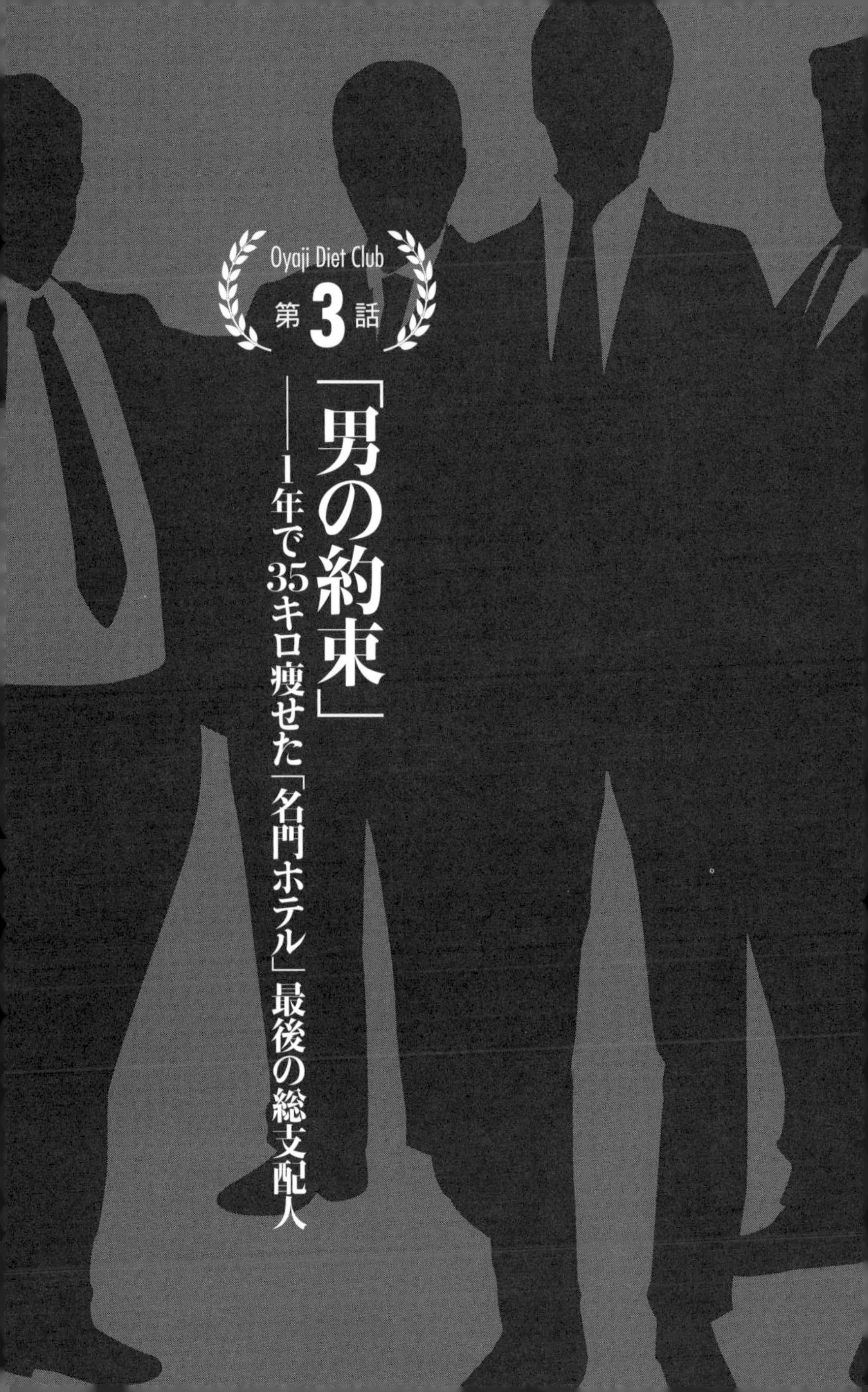

居酒屋での糖質制限の会で仲間になった早川は既に医師としての判断で独自の「ゆるやか糖質制限」で15キロ減を達成していた。彼はもちろん、「おやじダイエット部」仲間に入ってもらうとしても栄誉ある会員第一号はこれから痩せる男がいいと思った。その時、頭に浮かんだのが、最も親しいホテルマンの一人、太田範義だった。

桐山は糖尿病とその合併症で5月に倒れて以来、3ヵ月余り、外出して酒を飲むことは控えていた。この間、体調不良を理由に太田とも会わなかった。しかし3ヵ月で20キロダイエットしたので、いきなり痩せた姿を見せて驚かせようと、ある夜、桐山は太田を誘ってみた。

「太田さん、今日の夜、空いてますか。ようやく身体の具合も良くなってきたので、赤坂あたりで軽くやろうと思うんですが」

「いいですね。ちょうど私も今日の夜は空いてます。赤坂の地下鉄の駅ビルの上に、気のおけない居酒屋がありますので、そこで待ち合わせしませんか」

いつも通り、太田は乗りが良い。その日の午後6時。勤め帰りのビジネスマンやウーマンで混雑する地下鉄赤坂見附駅を抜け、ビルの上階にある太田指定の居酒屋に入った。

「いらっしゃいませ」

店員に案内されて奥のカウンターに行くと既に太田は来て待っていた。入ってきた桐山を見て太田は呆然《ぼうぜん》として口をポカンと開けていた。

「エッ、本当に桐山さん？　こりゃ、驚いた。いやぁ、参った。まるで別人じゃないですか」

そう言ったまま、彼はウーンと絶句した。余程、驚いたのだろうか、後の言葉が続かない。

作戦成功、しめしめと桐山は思い、更に太った太田を挑発する行動に出た。

「ハッハッハ。見て下さい。このブレザー。太ってた頃のなので、シングルがダブルになりました。スラックスもホラ、ウエストに両腕が入るぐらいブカブカですよ」

桐山はそう言って、カウンター席で立ち上がり、ファッションショーのように、ブレザーを開いてひと回りしてみせた。

当時の太田は、体重１１７キロ。身長は１７５センチあり、その太田にとって、激やせした桐山が姿を見せるのはある意味、非常に酷な話でもあった。後に太田はこの時の心境をこう語っている。

「デブ友達だと思って一緒に太って安心していたのに、何ということをしてくれるんですか、この人は。友達なのに太った俺だけ置いてけぼりにするのかと思いましたね」

桐山にとっては、一番仲の良い太田に、痩せて元気になった姿を誰よりも早く見てもらいたかった。ところが太田は意外に不機嫌になった。ショックが強過ぎたのだ。酒を飲んでいても痩せた話題にはあまり触れようとせず、「それでどんなふうにして痩せたんですか。あまり無理しない方がいいですよ」といつもは温厚な太田の会話が、珍しくトゲトゲしくなった。
（これは怒っているな。ちょっと刺激が強過ぎたかな）と桐山は思った。しかし本人の健康のためだ、更に刺激せねばと思った。

桐山は太田の前で居酒屋のメニューを見て、この日も糖質制限食を実行した。最初に野菜サラダを食べ、ツマミに焼き鳥と刺身の盛り合わせには箸をつけたが、その店の名物である最後のシメの素麺《そうめん》は食べない。これを見ていた太田はそんな食事があるのかと不思議そうに見ていた。けれど最後は、「素麺とお茶漬けをいただきます」と言って、サラサラと丼1杯のご飯を旨そうに食べた。まさに男と男、痩せた者と太った者の意地の張り合いである。

その後、太田の馴染みのピアノバー「B♭」に行った。

久し振りに来店した桐山の激やせした姿を見たママのミキが「エーッ。どうしたの。スゴーイ」とカン高い奇声を挙げた。太田の古くからの友人であるマスターも体重増に悩んでいた。桐山の糖質制限の体験談を聞き、「よし、俺もそれやろう」と言い出した。（後で気付いたのだが、とうとう彼はやらなかった）

店にいた他の酔客も桐山の話を聞くなり「糖質摂らないと痩せるのはもう常識だよ」と健康のウンチクを並べたてる。皆、口だけは達者なのがオヤジなのである。

そんな中、マスターの弾くピアノで得意のジャズボーカルを唱《うた》っていた太田が、突如「今日は調子が出ないな。先生、ゆっくりしていって下さい」と言って、ひと足先に帰ってしまった。

痩せてチヤホヤされる桐山を見て、明らかに太田はショックを受けたようである。

桐山は「ダイエットと騒ぎ過ぎて悪かったかな」と後悔したが、いつに変わらぬ太田の肥満振りが逆に案じられた。

（ショックかもしれないが、仲の良い太田さんがこれを機会に糖質制限ダイエットを始めてもらいたいものだ。そうすれば必ず太田さんの健康のためになる。そしてまた現役のホテル総支配人に復帰してもらいたい）と桐山は思った。

なかなか腰をあげないガンコ者

ところが、案に相違し、「太田城」は難攻不落。太田は抵抗を続けた。それとなく糖質制限ダイエットに話を向けても一向に乗ってこなかった。

ある時、意を決した桐山は言った。

「太田さんも糖質制限やったらどうですか。私の見たところ30キロは絶対に痩せますよ」

しかし太田は、意外に頑固だった。彼はこう反論した。

「私も以前、仲良しのタレント、チャック・ウィルソンに誘われて〝タンパク質ダイエット〟というのをやったことがあるんですよ。これは一定期間、肉ばかり食べるダイエットで、それで一時20キロぐらい痩せたことがあるんです。ところがそうそう毎日、肉ばかり食べられない。しばらくしてやめるとその反動で以前より更に肥えてしまったんです」

このように過去の失敗談を出して、反論にならない反論をする。聞いてみると太田には痩せるために努力した「悲しい過去」が沢山《たくさん》あるようだった。

いくら友人とはいえ、それ以上、あまり無理強いしても人間関係にヒビが入る。一時はもう太田を誘うのはやめようかとも桐山は思った。だが117キロある太田のメタボ姿は、痩せた経験者から見るとかなりの危険水域に入っており、とても見逃せなかった。

「このままでは間違いなく早死にする」。友人の身を案じて思案した桐山は糖質制限ダイエット指導の「奥の手」を起用することにした。美人管理栄養士の大柳珠美である。大柳は、糖質制限食の提唱者である京都・高雄病院理事長の江部康二医師と共著で糖質制限ダイエットに関する様々なレシピ集を出版しており、いわば東京における「糖質制限食」の師範代であった。

大柳はその華麗な風貌に反し、酒は滅法強く「美味しく楽しく糖質制限」をモットーに『酒飲みダイエット』というムックも監督の江部と共著で出版するなど、美味しく食べて飲み、肉好きを率先して行なっている猛者だった。自身も糖質制限を行なうばかりでなく、糖尿病である夫の健康を気づかって、糖質オフの食事を3年余り作り続けていた。

この師範代の力を借りて、長年の友人である太田を何とかして肥満の闇から救い出したいと桐山は考えた。

大柳は現在も、都内のクリニックで糖質制限食を用いた栄養指導を行なっている。彼女なら太田のダイエットに力を貸してくれるのではないかと桐山は思った。

ある日の夕刻。桐山は勤務先の病院から帰る大柳に連絡をして待ち合わせた。そして仕事の終わった太田をつかまえ、「紹介したい人がいる」と以前待ち合わせた赤坂の居酒屋に誘った。

太田の姿を見た大柳は、たちまち自分に与えられた「役割」を理解した。

食事を始める際、大柳はカウンター席に座ると慣れた様子でメニューの中から糖質制限に合ったメニューを選び出した。焼き鳥と練り物を抜いたおでん、刺身、これのツマミを手際良く選んだ大柳は、赤ワインを飲みながら、単刀直入に本題を切り出した。「太田さん、私と一緒に痩せませんか？」

すると、太田は、練達のホテルマンらしくひとつの条件を提示してきた。

「痩せるからには、何かのきっかけが欲しいんですよ。ちょうど沼津にある系列ホテルの経営テコ入れを頼まれている。現場の活性化案として糖質制限メニューに取り組むのはどうでしょう。大柳先生と桐山先生、二人でこのプロジェクトを手伝ってくれませんか」

ということは、言い出しっぺの太田も当然糖質制限ダイエットをやるのだと桐山と大柳は理解した。（そうか。仕事に関連付けてようやく痩せようと決心してくれたんだ）と桐山は思った。

しかし、それは甘かった。

何度か沼津のホテルに足を運んだ後、ようやく糖質制限メニューが完成したという太田からの連絡を受け、二人はホテルでの「糖質制限メニュー」の試食会に参加した。

ランチ・メニューで出された糖質制限のカレーは、なかなかの出来映えであった。その夜、ホテルの和食を食べた後、太田はホテル近くのバーに二人を誘った。しかし、桐山は大柳の表情が夕食時から次第にこわばっていくのを感じていた。

（師範代は怒っている。これはまずい）

理由は明白だった。沼津のホテルに糖質制限メニューを導入したらそれをきっかけとして、自分も糖質制限すると宣言したはずの太田が、その日の夕食、糖質制限している桐山と大柳の目の前で何と山盛りの白飯をお替りし、糖質の高い野菜の煮付けなどを我関せずとばかりに、パクパク口に運んでいたからだ。

それは、明らかな挑戦であり、まさにケンカを売っているようなものだった。

大柳の不満が、ホテルの近くにあるバーで飲み始めた途端、ついに爆発した。

「太田さん、糖質制限やるやると言ってちっともやらないいんじゃないですか。私のこと、嫌いなんですか」

酔った勢いからか、真面目な大柳は眼を据え、太田を睨《にら》む。この師範代の怒りを見て太田はひるんだ。だが、隣にいたホテルの総支配人に責任を転嫁して、こう反論した。

「大丈夫。こいつが責任を持ってやります」

そして、次に太田も本音をぶちまけた。

「私は糖質制限なんてやりませんよ。何よりも白いご飯が大好きだし、家に帰ってひとっ風呂あびると女房がテーブルにアンパンと牛乳を1リットル置いてくれているんです。それをググッと一気飲みし、アンパンを食べて寝るのが最高の楽しみなんです」

この太田の開き直りともいえる言葉に、隣にいたホテルの総支配人も「えっ、太田さんやらないんですか。じゃあ、僕が責任を持ってやりますよ」ととりなした。(後になって分かったのだが、この総支配人も結局は何もやらなかった)

太田の挑戦的な言い訳に、大柳もこれ以上指導することの無意味さを悟ったのか、そのまま黙りこくってしまった。

こうして沼津の夜は、なんとも後味悪く更けていったのである。

翌日、新幹線で帰る途中、駅まで行くタクシーの中で大柳はつぶやいた。

「太田さんダメですね、あんな身体してちゃ危ないのに、私の言うことなんか聞かないんだから」

「本当に困ったもんです。でも、太田さんのことだからそのうち気が向いたらやると思いますよ」

と桐山は過ぎ去るホテルを振り返りながら答えるのだった。

（まあ、私との信頼関係で、そのうちやってくれるだろう。しかし、意外に手強いな）と桐山も友人の太田の持つ頑固な一面を見た思いがした。

だが、それから2ヵ月後、ひとつの出来事が起こった。それは、その時、日本を突如襲い、甚大な被害をもたらした、あの「東日本大震災」である。

震災が変えたかたくなな気持ち

東日本大震災が起きた時、太田は文京区本郷の仕事先で打ち合わせしていた。激しい揺れを感じたので、そのまま会社には戻らず大田区山王にある自宅に直帰することにした。

交通機関がないため本郷から東京駅まで仕方なく歩いた。東京駅に着いた時は、太田は疲れでそのまま道にへタり込んでしまった。しかし、とにかく移動しなければと、東京駅から唯一動いていた東海道新幹線に飛び乗り、品川駅まで移動した。

品川駅に着いたもののそこから自宅のある大森までの足がない。寒風吹きすさぶ中、国道1号線を黙々と歩いた。

痩せている人のようにスイスイとは歩けなかった。次々と追い抜かれ、何度も休んでは、革靴を脱いでパンパンに張った足を休めた。

青物横丁あたりまで坂道が続き、陸橋を登ったり降りたりして、延々と歩いた。途中何度も座り込み、老人にも子供にも抜かれたと太田は言う。

大井町まで歩き、そこから更に大森まで歩き続けた。途中、何度もこのまま行き倒れしてしまうのではないかと太田は思ったという。そのぐらい太った身体で歩くのは辛かった。帰宅すると既に深夜。山王の自宅マンションに着いた時、太田は玄関に入ったまま倒れ込んでしまった。

その時、彼は初めて「このままじゃいけない。太ってるって、こんなに大変なんだ」と実感したという。

東日本大震災当時、軽井沢の仕事場にいた桐山はまだ糖尿病と戦いながら糖質制限ダイエットを続けていた。その結果、奇跡的に糖尿病をコントロールでき、体重も20キロ痩せることができたので、自分の実体験を綴った『糖質制限ダイエットで何の苦もなく糖尿病に勝った！』という新書として大震災直前に出版したばかりだった。

地震が起きた時、軽井沢でもかなりの揺れを感じたが、東京にいる友人、知人に電話をかけ、消息を尋ね、避難時の苦労話を聞いていた。その時、太田からもメールが返ってきた。

「著書の出版お目出とうございます。早速、渋谷の紀伊國屋書店で買い求めました。私もこれから頑張ってやってみようかと思います」

そう言われても沼津での意外な抵抗もあり、桐山にとっては本当に太田が糖質制限ダイエットを行なうかどうか、まだ半信半疑であった。

ところが、太田は本当にやるとなったら、徹底してやる男だった。

東日本大震災から約1ヵ月後、桐山は久し振りに上京した。その時、太田を誘ってホテルでランチを食べることにした。場所は太田が以前総支配人を務めていた「ザ・キャピトルホテル東急」である。

玄関を入ると、痩せたスーツ姿の男が立っていた。太田だった。この時、12キロ減の105キロ。

「太田さん！　凄《すご》く痩せましたね。どうしたんですか」

今度は、桐山が驚く番だった。

「いやー、こんなに簡単に痩せられるとは思いませんでした。私も自分で驚きましたよ」と太田は嬉しそうに言った。

男というものは人から誉められると嬉しいものだ。ここで誉めて誉めまくって、太田を更に本気にさせねばならないと桐山は思った。

しかし、本当に実行してくれたことが、桐山にとっては何よりも嬉しかった。結局「男の約束」を守ったのだ。

「いやぁ、本当にやってくれましたね。さすが太田さん、嬉しいな」

「いやいや、震災で自分の身体が如何《いか》に重かったかを痛感させられたところに、先生の新書を読んで身につまされましてね。このまま太るのを放っておいたのでは大変なことになると怖《おそろ》しくなって、ようやく糖質制限ダイエットを始めたんです。そしたら、1ヵ月でみるみる痩せ始めましてね。今、12キロ減ですよ。前に買ったスーツもブカブカになっちゃいましてね。ホラ、こんな具合です」

太田は、そう言って嬉しそうにレストランで、着ていたスーツを広げてみせた。

その夜は、ザ・キャピトルホテル東急のコーヒーハウス「オリガミ」で食事しながら、太田の痩せるまでの苦労話をしみじみと聞いた。

「糖質制限ダイエットを始める以前にも、実は何度かダイエットを試みてきたんです」と太田は言う。

だがそれは長く継続できずに、以前より更に太るというリバウンドを繰り返していた。「独身の頃なんて、体重が58キロしかなく、自分が太れないと思っていた。ところがホテルマンを続けて気がつくと100キロを超えていました」

30代の後半頃、太り始めたので一念発起して減量に挑戦した。毎朝5時に起きてランニングし、近くの公園で縄跳びを1500回、腕立て伏せ300回、腹筋300回をして自宅に戻り、サウナスーツを着て、しばらくじっとしていた。するとボタボタ汗が出てくる。こうした運動を6ヵ月続けて、当時98キロあった体重を25キロ減らした。

その頃は海外出張に行くことも多かったが、必ず現地に縄跳びを持ち込み、毎朝早起きして運動を続けていたという。

「ところが無理がたたったのか、逆に体調を崩してしまいましてね。出張先のドイツでウイルスをもらって、A型肝炎を発症して帰国後40日間入院しました。食事をろくに摂れないので体重は更に落ちて70キロ台に。退院の時に医師から『栄養のあるものを食べて、ゆっくり体を休めるように』と言われました。それで医者がそう言うならとアドバイスを忠実に守ったのです。勤務先のホテルで美味しいものを食べ仕事をする生活を続けていたら、あっという間に体重は100キロ近くになっていました」

40代後半には、6年間アメリカで駐在員生活を送った。この時も米国式の食事で更に体重がアップし、117～118キロまでになっていた。あわてて、ラップを身体に巻いて毎日走り、85キロまで落としたという。

桐山はこうした太田のダイエット苦労話を聞いて思った。ある意味、これまで太田はダイエットをやり過ぎるぐらいやってきたのだ。しかし全て元に戻った。その原因はいくら運動しても食生活を変えなかったからだ。その結果、忙しくて運動できなくなると再び太っていった。

「そうか。それで私が糖質制限勧めても、なかなか始めなかったんですね」と桐山は、赤ワインを飲みながら言った。

やはり、人には「知られざる歴史」があるものなのだ。

「部員第一号」の悲しい過去

アメリカ駐在から帰国後、日本の食事が美味しいため、大田はまた太っていったという。

「食の誘惑に負けて、食べて、食べて、気付いたら116キロ。それでも血圧などの検査値は普通。心臓も問題なしで、『健康だからいいや』と思っていました。ところが3年ほど前からいろいろ数値が悪くなり始め、血糖値は150mg以上、尿酸値もコレステロール値も高く、脂肪肝で、大腸検査をしたら潜血反応、不整脈、おまけに胃にはポリープまで見つかる始末でした」

この頃の太田は、仕事で夜遅くなり五反田のビジネスホテルに宿泊した時など、風呂に入ろうと裸でバスタブに座った途端、〝ギュッ〟という変な音がして身動きが取れなくなったという。身体全体が高さ50センチ余りのバスタブに挟まって動かなくなってしまったのだ。

「運よく、片手で近くの石鹸を取り、全身にぬりたくったら、再び〝ギュッ〟という音がしてバスタブから脱出できました。酔っ払っていたので、あのまま動けなかったら裸のまま死んでいるところでした」

海外出張で飛行機に乗った時、エコノミー席だったので座った瞬間、両脇のボタンが肉の重みで全て押されたこともあった。天井の電灯が点滅し、呼んでもいないのに「お客様何か」とＣＡがいぶかしげな表情で飛んできたという。こうした「悲しい過去」が太田には多々あったのである。

ホテル総支配人という仕事柄、オシャレには気を使った。だが、太り過ぎた結果、日本の店では買う服もなくなっていた。

「お相撲さんの多い両国にデブ服専門店があり、そこまでわざわざ買いに行き、買いたいものより着れるものを選びました。そのうち、それも合わなくなり、スーツは皆、オーダーメイド。だから金のかかること、かかること。下着もＸＬＬのサイズしかありませんから、大森から馬込銀座にある店まで買いに行った。ホテルの近くの神社で豆まきした時は、お相撲さん用のはかまと裃《かみしも》を拝借しました。日本ではワイシャツからスーツまで、買い替えるのに本当に苦労しました。そのうちどうせ買うものがないからと、デパートにも行かなくなりました」と太田は笑う。

この日、太田と食事したのは「オリガミ」名物の「ローストビーフ」である。これは糖質制限ダイエットにピッタリのタンパク質満点の食事だ。

最初に前菜としてサラダを食べ、次にローストビーフをメインに頼む。見ると太田も同じスタイルだ。桐山は「本当に始めてくれたのか」と嬉しくなった。運ばれてきたローストビーフは、大きな皿からはみ出んばかりのボリュームがある。

糖質制限ダイエットを行なう二人のおやじは、大きなローストビーフにかぶりつき、赤ワインを痛飲した。これでも糖質さえ摂らねば、翌日には更に痩せていくのだ。

グラスを傾けながら、太田は何故、糖質制限を始めなかったのかを告白し始めた。

「最初、桐山先生から糖質制限ダイエットを勧められた時、実は私もその変わりようにビックリしましてね。自分もやってみようと思ったんです。それを家に帰って女房に言ったら笑われました。『アナタ、これまであれだけ色々なことをやって、また太ってきたんだから、今度もどうせ長続きしないでしょう』と言われました。確かにその通りだった。そこで『そうだな。糖質を抜くなんて面倒臭いよな』と一度は諦めました。ところが、沼津で大柳先生に睨まれ、これはマズいと思った。桐山さんの痩せても戻らない姿にまたショックを受けた。東日本大震災が来た。この時本当に、自分の体重の重さを痛感したところに、桐山先生の実体験を書かれた本が出た。書いてあることを読んで自分の重い体重が怖しくなりました」

よし誰が何と言おうと、やってみようと決意した。奥さんも最初は、半信半疑だったが、太田が一生懸命に糖質制限食を続けようと努力する姿を見て、毎日の食事作りに協力してくれるようになった。この時、太田は今更ながら、女房の有り難さを痛感したという。

「いい話じゃないですか」

「そうなんです。カミさんにはもう頭が上がりませんよ」

震災後、「悲しい過去」を忘れ、太田は本格的に「糖質制限ダイエット」に取り組んだ。すると、最初の1週間で5キロ落ち、ビックリするぐらい体重が減って、1ヵ月で12キロ減った。

糖質制限ダイエットの効果に自信を深めた太田は、そのまま一直線に突っ走った。桐山が次に太田と会ったのは、2ヵ月後である。

2ヵ月振りに見た太田は更に痩せていた。糖質制限ダイエットを始めて約3ヵ月で23キロ減の94キロになっていた。その太田の痩せた姿を見て、今度は桐山がびっくりする番だった。

「大丈夫ですか、太田さん。ずいぶん痩せましたね」

「ええ、23キロ減です。でも目標は42キロ減の75キロ。それまで頑張らなくちゃ」

太田はすっかり、糖質制限ダイエットの「優等生」に変身していた。

半年前の沼津での夜が嘘《うそ》のようだ。

「いったい、毎日どんな食事してるんです?」

今度は、桐山が太田に尋ねる番だった。

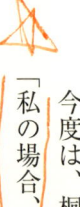

「私の場合、もう毎日食べるものを決めてます。朝は目玉焼き2個と、ソーセージ2本、ハム2枚、それに野菜サラダとフルーツを少し。そしてヨーグルトです。昼食も毎日同じ。勤務先の渋谷にあるコンビニで、ツナと卵入り野菜サラダを買い、カロリーの低いマヨネーズをかけて食べる。それに焼き鳥2本（塩）とヨーグルトに6Pチーズをひとかけらです」

昼食ともなれば以前は勤務地の渋谷で職場仲間と職場近くの食堂やレストランに出かけていた。その際、同僚が美味しそうにラーメンなどを食べる姿を見てたまらなくなる。そこで太田は昼食は一人オフィスで食べることにした。こうして習慣にしてしまえば問題はない。

夜はどうしても仕事柄、外食が多くなる。その場合は無理せず、外食するが、ご飯や麺類は食べない。会食以外は基本的には家に帰って妻の糖質制限手料理を食べる。「メニューは、メインを肉か魚のどちらかに決め、肉は鍋にしたり、シャブシャブにします。それと豆腐は必ず、奴、湯豆腐、味噌汁にして食べます。それと沖縄産のもずくを酢で味わいます。温野菜も、キャベツやモヤシを豚肉と共に炒めたり、ゆでたりして食べてます。お酒は、焼酎をグラスに1杯、軽くいただく程度です」

こうして太田は桐山と同様「スーパー糖質制限」、すなわち1日2食から3食、キッチリと糖質制限を守り、1回の食事で糖質を20グラム以内に抑えるライフスタイルを見事に実践したのだった。

日々の厳しい糖質制限の合間、息抜きとして太田が夫妻で出かけるのが、2週間に1度の外食だ。「鍋料理や好物のハンバーグステーキを品川駅のツバメグリルなどに食べに行きます。その時、ロメインレタスのシーザーサラダを家内と1人前ずつ頼んで、ハンバーグステーキと共に食べる。これが楽しみですね。付け合わせのジャガイモも糖質は高いんですが、好物なので食べてしまいます。他に、バーベキューや焼肉なども月1回ぐらいの割合で食べに行きますよ。それでも痩せ続けるんです」

体重減だけじゃない素晴らしい「戦果」

太田はその後も糖質制限食を続け、半年間で約30キロ減量した結果、血糖値は106の正常値に下がり、尿酸やコレステロールの数値も改善。不整脈や腸の潜血反応、胃のポリープまで見事に消えてしまった。持病の腎臓の結石を除いて全ての検査数値が正常値に戻っていた。

ここまで落とすとひと安心のため、体重はゆるやかに落とすようにして、今は筋トレを取り入れ、ジムに通って体力トレーニングに励んで体幹を鍛えている。すると体重は1年間で35キロ減の82キロに。40キロ減も視野に入ってきた。ウエストも115センチから89センチと26センチ減だ。

以前、太田はアメリカ赴任中に習い覚えたゴルフが趣味だった。しかし、太り過ぎてラウンド中に膝を痛めた結果、数年前からやめていた。その膝も糖質制限で痩せたことにより痛みがなくなった。「もう少し痩せて、定年後マレーシアあたりに移住でもして、また好きなゴルフを思い切り楽しみたいですよ」と太田は言う。

「でも、そうすると太田さんになかなか会えなくなっちゃいますね」

桐山がそう言うと、太田は嬉しそうにこう答えた。

「実はね、一時期定年になったら引退も考えました。けれど、私はやっぱりホテルマンです。ホテルのサービス現場が好きなんです。太っていた時はこれ以上またホテルの総支配人やると1日何食も食べねばならず、身体がもたないと思ってました。ところが糖質制限食で痩せたおかげで、健康に対する自信も取り戻しました。声が掛かればまた何処《どこ》かのホテル総支配人として、現場に復帰しようと思ってるんです」

「それはいい。もしかするともう、何処か決まってるのですか」

「それはまだ秘密ということで」

太田は35キロ痩せることで、再び「現役時代」の身体と健康を手に入れた。その結果、かつての名門ホテルの「最後の総支配人」としての「輝き」を再び甦らせることになった。

「糖質制限ダイエット」は、このようにそれを行なう人の「人生」をも変える。

だが、やらない男は結局、やらない。そういった例を桐山は数多く見てきた。

「糖質制限ダイエット」を行なえば、僅《わず》か3ヵ月で人生は変わるのに、男というものは、案外自分のプライドにこだわり「変えられる人生」を変えようとしないのだ。

年下の友人との「男の約束」を守り、それまでの「生き方」を変えて見事35キロダイエットに成功した太田のことを、人生の先輩として、桐山は誇らしく思っている。

>>> この話で痩せた部員 >>>>>>>>>>>>

Oyaji Diet Club
Members
02

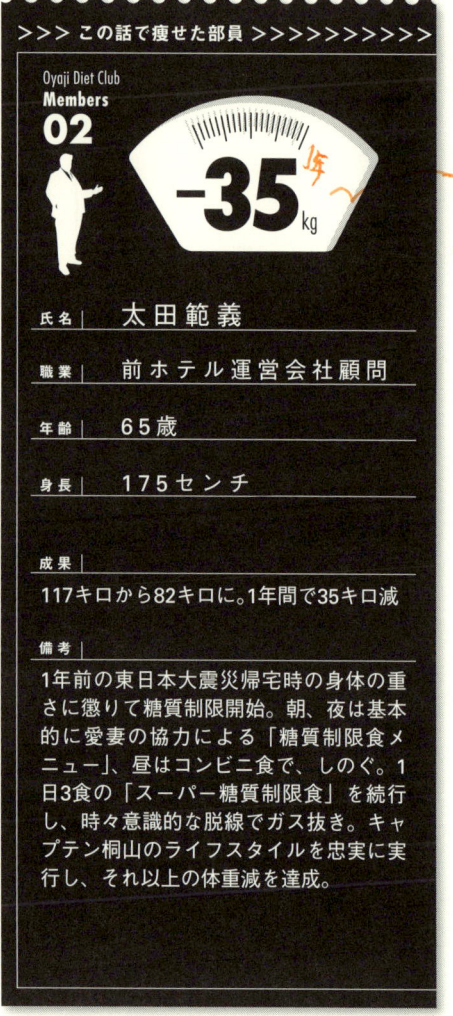

氏名｜太田範義

職業｜前ホテル運営会社顧問

年齢｜65歳

身長｜175センチ

成果｜
117キロから82キロに。1年間で35キロ減

備考｜
1年前の東日本大震災帰宅時の身体の重さに懲りて糖質制限開始。朝、夜は基本的に愛妻の協力による「糖質制限食メニュー」、昼はコンビニ食で、しのぐ。1日3食の「スーパー糖質制限食」を続行し、時々意識的な脱線でガス抜き。キャプテン桐山のライフスタイルを忠実に実行し、それ以上の体重減を達成。

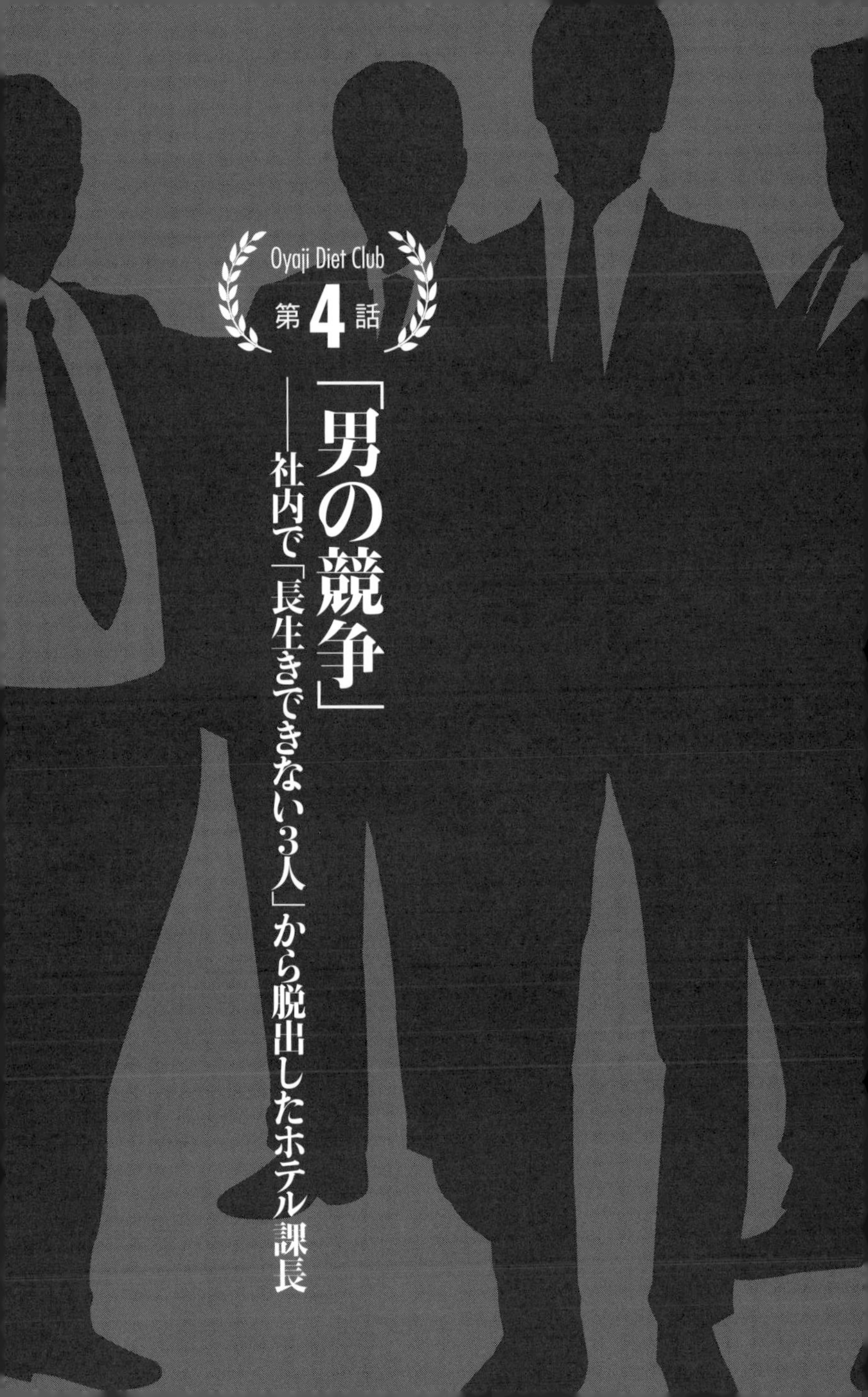

Oyaji Diet Club

第4話

「男の競争」

——社内で「長生きできない3人」から脱出したホテル課長

太田が桐山との「男の約束」を守り、1年間の「糖質制限ダイエット」で、見事35キロ減を達成できた裏側には、実は当時社内にいたもうひとりの「競争相手」の存在があった。

久津智也、47歳。太田が顧問を務めていた渋谷の㈱東急ホテルズ本社で運営部ブランドマネジメント課長として活躍するホテルマンだ。

桐山が久津と初めて会ったのは、太田からの依頼で、沼津のホテルで糖質制限ダイエットを実際に体験する「滞在型宿泊プラン」を実現すべく、管理栄養士の大柳と共にホテルを訪れた時だった。

この日、本社のブランドマネジメント課長として、沼津に赴いたのが久津である。

桐山が初めて会った時、さほど暑くないのに「ハアッハアッ」と言って額に脂汗をかいていた。本社のある渋谷から、自家用車で東名高速道路を走り、沼津まで一人で運転し、ホテルでの研修会に間に合うように駆け込んできた。到着するなり呼吸も荒くし、しきりにハンカチで汗をぬぐっていた。

太田は久津を紹介する時「これが私のデブ仲間です。彼がいる限り、私も安心して太っていられるんですよ」などと冗談を言っていたが、桐山は久津の姿を見た時から、太田以上に肥満の危険性を感じていた。

無理もない。当時の久津は、身長170センチ、体重は117・4キロもあった。

「標準体重は62キロですが、学生時代に80キロぐらいありましたから、元々痩せている方ではなかった。でも、社会人になって更に体重が増え、26歳で88・7キロありました」

さすがに久津もマズいと気付いて、ランニングを始めた。

「社会人なので楽しく走ろうと思ってやってみると、走るのが面白くなり、一度は13キロ減の75キロまで落ちました。ところが走るのをやめたら、また太り始めて、30歳の時、88・8キロとそれ以前よりも増えてしまったんです。そこでまた走って体重を落としましたが結局維持できなくなり、38歳の時、ついに100キロの大台に乗ってしまいました」と久津は言う。

「ということは、若い頃からずっと太っていたんですね。私もそうでしたが、そういうのが実は一番、危ないんです」と桐山が研修会が始まる前に久津に語りかけた。

久津も太田同様、太っているためにこれまで色々恥ずかしい経験をしたらしい。

「電車に乗っていて視野に入る席は全部埋まっているのに、私の隣だけいつまでも空いているんです。たぶん暑苦しくて誰もそばに寄りたくなかったのでしょう。職場でも『Yシャツのボタンがはじけそう』などと言われ、社内でかがんだ拍子にお腹のあたりのボタンがプッチンとはじけ飛ぶのを目撃されました。また、飛行機に乗っていて、客室乗務員から『補助ベルトをお使いになりますか』と聞かれたこともあります。補助ベルトは、お相撲さんなんかが飛行機に乗った時、シートベルトの長さが足りないので補助ベルトを足して使うんですよ。旅館に行くと一番大きな浴衣でも入らない。ズボンのベルトを外すと自転車のタイヤに間違われました」

それを聞いて「俺なんか、太っていて飛行機の座席で『テーブルが出ません』ってCAから言われトレイを手で持って食べたんだから」と太田も対抗心むき出しで、デブ自慢する。

「アハハ。それはスゴいな」。デブ話に相づちを打ちながら、桐山は二人とも「糖質制限ダイエット」を始めればいいのにと思った。

悲しい男同士のデブ自慢だった。

しかし桐山はこの当時まだ冗談を言っていた太田より、もし始めるとしたら久津の方が案外、早いのではないかとも感じていた。

何故なら久津は本社のブランドマネジメント課長であるため、本来、沼津の系列ホテルで行なわれる研修会に出席する必要はなかった。ところが、職場で太田から桐山が糖質制限ダイエットで一気に20キロ以上痩せた話を聞き、私と大柳に是非会いたいと、わざわざ車を飛ばしてやってきたのだ。

（これは見込みがある）

と思った桐山は研修の休憩時間に久津にこうアドバイスした。

「久津さんも、糖質制限ダイエットやりましょう。すぐ痩せられますよ」

「ええ。僕も桐山さんの姿を見たら痩せられるような気がしてきました」

「是非！　やってみましょう」

「はい。やってみます」

と、これだけの会話だった。だが、久津はまさにそのひと言で「糖質制限ダイエット」を始めることになったのである。

外食だけで痩せるコツ

久津は、「糖質制限ダイエット」を行なうのに、ピッタリの「条件」を備えていた。

まず、食べるのが好きなこと。特にストレスがあると久津は食べて解消していた。そのため、仕事が忙しくなると食べる量がどんどん増えていくのだ。

例えば朝から立ち食いそば屋で、てんぷらそばとおにぎり。昼や夜はコンビニの弁当とスパゲティなど、量も多く、カロリーの高いものが好きだった。

ビールや日本酒なども大好きで、ホテル・ブランドの企画という仕事上、豪華な食事を食べる機会も多かった。その反面社内ではデスクワークが殆《ほと》んどで身体を動かすことも少なかった。

実は久津のようなこういう食欲のある男に、糖質以外は量を食べてもいいという「糖質制限ダイエット」は意外に向いているのである。ところが久津は懸命に痩せようとするあまり、これまで食欲を抑える努力ばかりしていた。その結果、何度もダイエットに失敗してきたのだ。

44歳の頃、久津は医師に勧められ「国立病院ダイエット」と呼ばれる食事療法を行なった。これは、ゆで卵をベースに、野菜、グレープフルーツなど3食全てが決められているもので、一時8キロ痩せたが長く続けられなかった。やはり食欲が勝ってしまう。その結果、1年後にはまた116・4キロに戻っていた。

若い頃はそれでも健康に問題がなかった。ところが40代に入ってからは高血圧に伴う不整脈などが出始め、会社の健康診断医からは「このままでは長生き出来ないよ」と脅され、「社内で早死する3人」と噂されるメンバーに必ず入るようになっていた。

そんな時、桐山が「糖質制限ダイエット」で見事に痩せた話を太田から聞き、久津はまさにワラにもすがる思いで東京から車を飛ばして来たのである。

この熱心さ、行動力も糖質制限ダイエットを成功させる重要な要素だ。

沼津のホテルでの研修会では、桐山の体験談と管理栄養士の大柳による糖質制限食の解説の後、フリー・トーキングが行なわれた。

久津はその際も大柳に熱心に質問した。

もはや会社の仕事という枠を超えて、自分自身のダイエットに興味が移っていたのだ。

そんな久津のひたむきな姿を見て、(彼ならやれる)と桐山は思った。

事実、東京に戻ったその日から、久津は「糖質制限ダイエット」の忠実な実行者となった。

久津の場合、素晴らしいのは彼が独身で、しかも「外食」しながら「スーパー糖質制限ダイエット」をやり続けたことだ。

そのため、久津は基本的に会食などの外食以外はコンビニをフル活用した。

〈朝食〉

久津が教えてくれたある日の献立例である。

豆腐に納豆をかけたもの、味噌汁。

〈昼食〉

コンビニで買った野菜サラダ、ゆで卵、ハム。

〈夕食〉

コンビニで買ったおでん（しらたき、コンニャク、がんもどき、厚揚げ、ウィンナーなど練り物以外）、焼酎または糖質ゼロのビール。

以前の久津は、炭水化物が大好きだった。しかし、糖質制限を始めると肉、魚、豆腐、緑黄色野菜など、キチンとおかずをお腹いっぱい食べられるため、これらを先に食べるようになった。その結果、満腹になるので、炭水化物を摂らなくともよくなった。

しかも大好きな酒も焼酎や糖質オフのビール系飲料なら大丈夫。食べることが何よりも好きという久津には、この「糖質制限ダイエット」がピッタリとはまった。

始めてみると最初の5ヵ月、毎月5キロずつ体重が落ちていった。

しかも久津は、同時に毎朝10キロ、約2時間のウォーキングもスタートさせた。

「糖質制限ダイエットを始めたのが、２０１０年11月。この時はＭＡＸ１１７・４キロでした。12月から3〜4キロ落ち、２０１１年の３、４、５月には毎月5キロずつ落ちました。今はペースダウンしましたが、まだ減っています。歩くのは毎日だとさすがに無理なので、週2回8キロ歩くようにしています」と現在の久津は言う。

久津部員の体重と体脂肪の推移

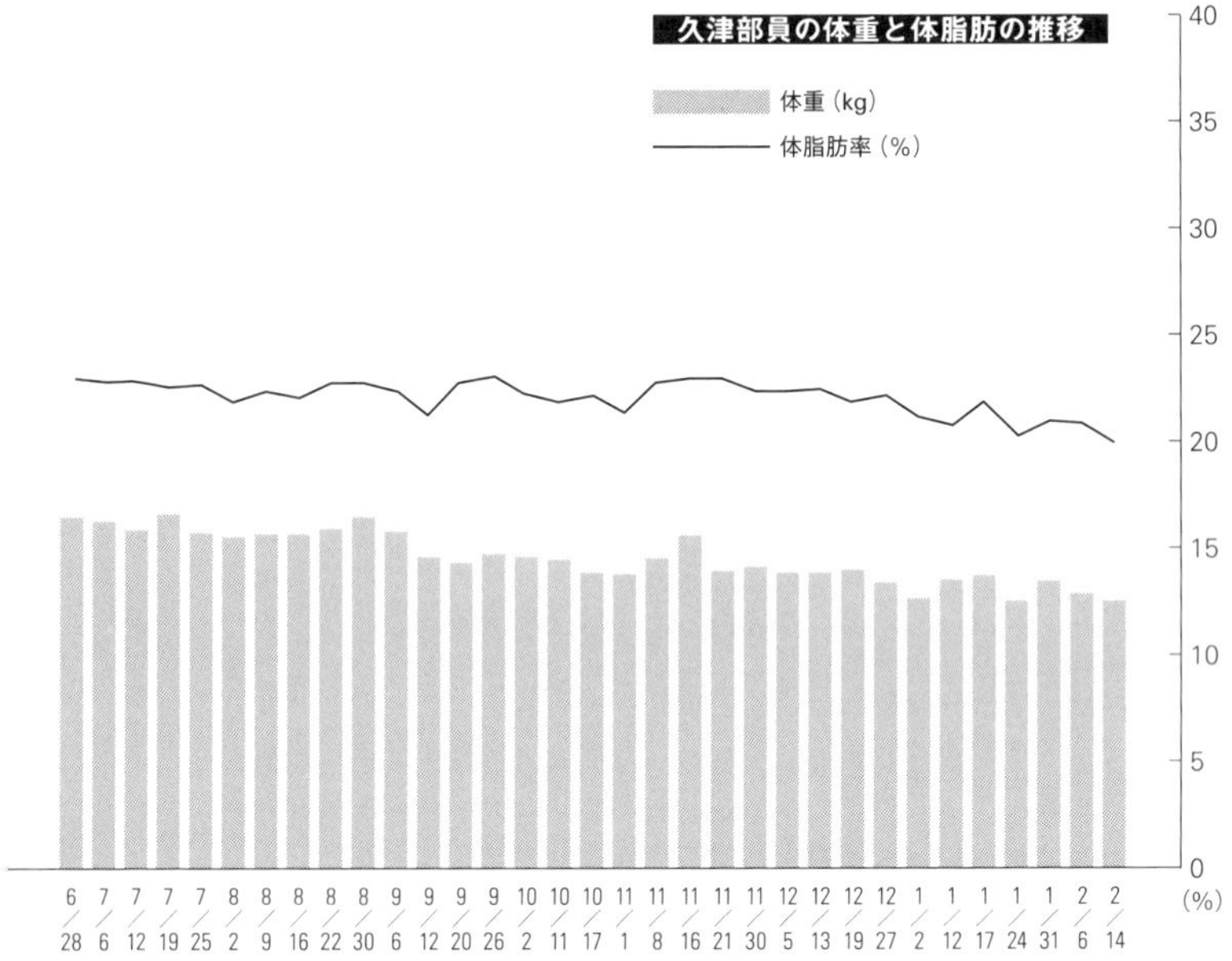

元々、運動することは苦手ではなく、30歳の時、フルマラソンも走った経験があるそうだ。

しかし、桐山が見込んだとおり、久津はまさに「糖質制限ダイエット」の申し子のような男だった。この間、久津は、得意のパソコンを活かして自分が始めた11月からの体重と体脂肪率を記録し、それをグラフ化した。100キロの大台を脱したのが、3ヵ月過ぎた2月初め。体重を記録した上のグラフは、見事な右肩下がりの線を描いているのが分かる。

当時、こうした久津の急激な体重変化に、心中穏やかではなかったのが他ならぬ太田だった。

太田の座る常勤顧問のデスクは、久津の勤

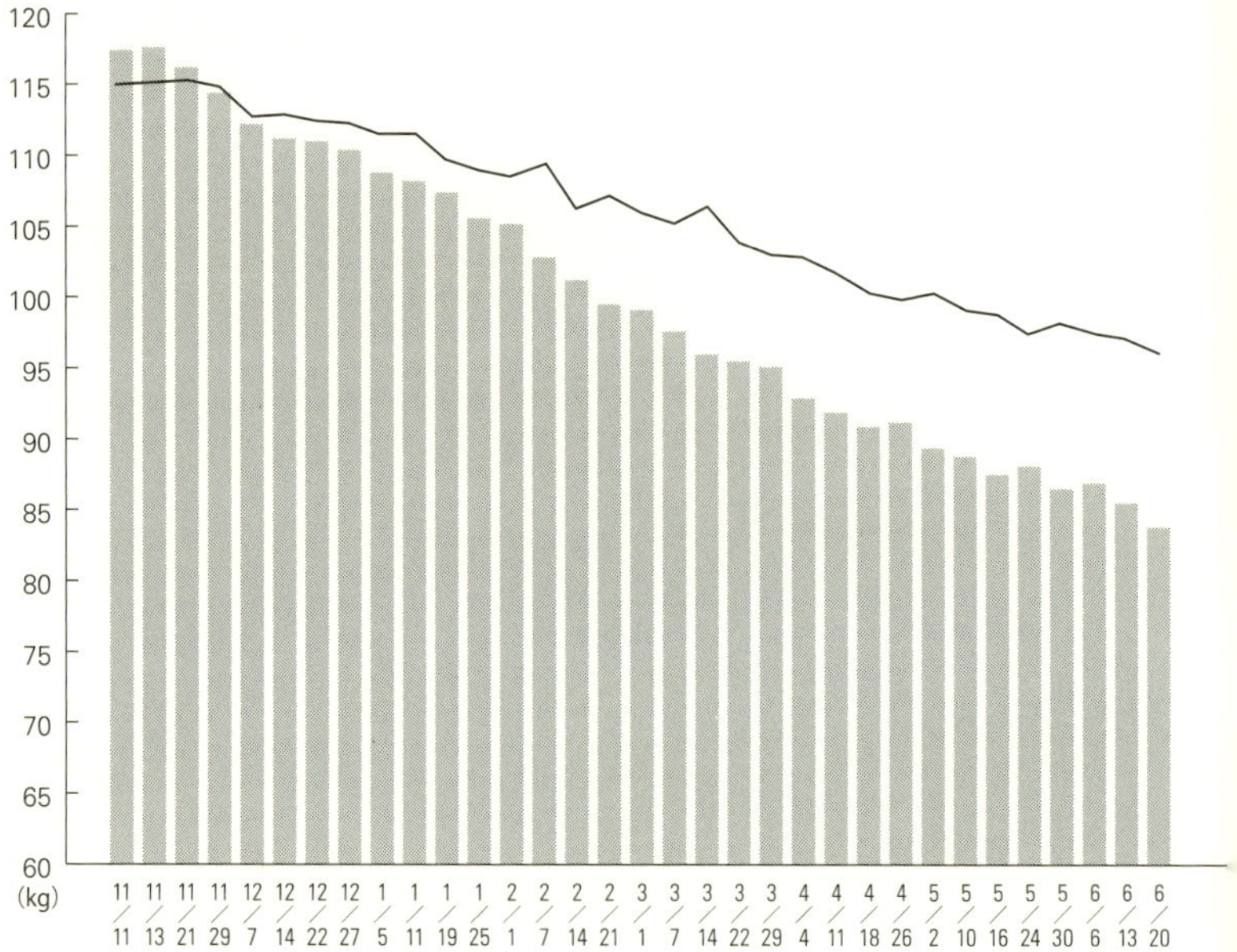

務するフロアと同じ階にあった。コピーなどを行なう時に久津は顧問だった太田の前を通っていた。当然太田はその姿を毎日、見ることになる。

（あれ。どういうことだ。まずいな）と、久津が別人のように痩せていくのを見ていた。（あいつ本当に痩せてきた。このままでは、俺が太っていることが余計目立つじゃないか。しかも糖質制限はあれほど、やると言ってやってない。どうしよう）

昼食の際も、皆が連れ立って外出し、近くの食堂に行くのに、久津だけは一人、コンビニに行って野菜サラダとゆで卵、ハムを買い込んできた。そうして、オフィスで黙々と食べていたのである。

糖質制限を始めると言いながら、一向に始めず、昼食時に同僚とラーメンなどを食べて帰ってきた太田は、久津の姿を見てドキリとした。

（ヤバイ。あいつまだ続けてる）

そして、その努力の甲斐《かい》あって、次第に変身してきた久津の姿を見るたび、太田は焦りを覚えた。

（それにしても痩せてきたな。体重聞いたらもう100キロ切ったそうだ。クソッ）

太田が一人悩んでいる間に、職場ではもうひとりの参加者が現われた。久津の上司のK部長である。

彼も部下の久津が糖質制限ダイエットを始めてみるみる痩せ始めたことを知り驚いた。しかし、太田と違って、この部長も行動が早かった。「よし、やるぞ」と誰にも告げずに一人で糖質制限食を始めていたのだ。

そして10キロ体重を落とした時、太田と久津に向かって宣言した。「実は、俺も糖質制限やっているんだ」

太田はこの言葉を聞いて、更に焦りを感じた。いつの間にか、「ダイエット包囲網」が周囲に張り巡らされていた。

ダイエットに成功した久津の変身振りは、社内でも評判になり、以前とは見た目も若々しくなり、髪の毛も増えたと職場で話題になった。

社内で注目されるそうした久津の変身振りを横目に、部下であるK部長にも抜かれ、いよいよ窮地に立たされたのが太田だった。彼がようやく重い腰を上げるきっかけとなったのは東日本大震災に加えて、このことも大きな原因であった。

久津が糖質制限ダイエットを本格的に始めてから半年余り。その間、会員制組織の「ギリークラブ」が開く「糖質制限セミナー」にも、久津は熱心に出席し、桐山が会場で見かけるたびに痩せていった。桐山は再び久津に声を掛けた。

「久津さん、その後どうですか。更に痩せましたね」。この時、久津は32キロ減の85・5キロ。

「ええ、おかげさまで更に痩せました。目標は40キロ減です」

糖質制限食を始めた久津は、以前より遥かに血色もよかった。もう脂汗もかいておらず身体がひと回り絞れた感じである。

47歳とまだ若いため、ビジネスマンらしい精悍《せいかん》さも戻っていた。

太田からも時々、メールが来て「糖質制限ダイエット」を実践して効果を挙げたことがきっかけとなり、久津はあらゆることに積極的に取り組むようになったと報告してくる。

そんな久津の「変身振り」を耳にして、桐山は自分のことのように嬉しかった。そう。痩せると人生まで変わるのだ。

さらに半年後。健康面でも久津は、まさに「別人」のように健康になっている。表（P90）のように1年余りで、「社内で早死にする3人」のうちに必ず入っていた数値は全て改善してしまった。

体重は、約34キロ減の80・8キロ、ウエストも37センチ減。血圧も正常。糖尿病の心配もない。

久津部員の健康診断数値の変化

項目			参考基準値	2010年12月2日	2011年12月21日
年齢		歳		46	47
身体測定	身長	cm		170.2	169.3
	体重	kg		114.6	80.8
	標準体重	kg		63.7	63.1
	BMI		18.5 ～ 24.9	39.6	28.2
	腹囲	cm	～ 84	123.6	86
視力	右		0.7 ～	1.50	1.50
	左		0.7 ～	1.00	1.50
聴力	会話法		所見なし		
	1000Hz 右			所見なし	所見なし
	左			所見なし	所見なし
	4000Hz 右			所見なし	所見なし
	左			所見なし	所見なし
血圧	最高	mmHg	100 ～ 129	156	125
	最低	mmHg	60 ～ 84	94	82
血液一般	白血球	μℓ	4000 ～ 9400	4700	2800
	赤血球	万 / μℓ	390 ～ 540	485	438
	血色素量	g/dℓ	12.6 ～ 17.0	15.7	14.4
	ヘマトリック	%	37.5 ～ 50.0	44.8	42.6
	血小板	万 / μℓ	10.6 ～ 33.5	23.4	17.1
糖尿	血糖	mg/dℓ	70 ～ 110	121	107
	HbA1c	%	3.3 ～ 5.5	7.0	4.6
	尿糖		-	-	-
肝機能	ビリルビン	mg/dℓ	0.2 ～ 1.0	1.03	0.93
	ZTT	U	2.0 ～ 12.0	10.0	6.0
	TTT	U	0.0 ～ 4.0	1.3	0.3
	AST（GOT）	IU/ℓ	8 ～ 40	70	20
	ALT（GPT）	IU/ℓ	5 ～ 35	98	14
	γ-GTP	IU/ℓ	0 ～ 50	94	26
	LDH	IU/ℓ	106 ～ 220	286	171
	ALP	IU/ℓ	104 ～ 338	265	180
	コリエコステラーゼ	IU/ℓ	203 ～ 460	342	174
	総蛋白	g/dℓ	6.3 ～ 8.5	7.4	6.7
血液脂質	総コレステロール	mg/dℓ	125 ～ 220	212	146
	中性脂肪	mg/dℓ	30 ～ 150	89	60
	HDLコレステロール	mg/dℓ	40 ～ 86	47	67
	LDLコレステロール	mg/dℓ	70 ～ 139	147	58
腎・泌尿	尿素窒素	mg/dℓ	8.0 ～ 21.0	18.5	14.8
	クレアチニン	mg/dℓ	0.6 ～ 1.2	0.9	0.90
	尿蛋白		-	-	-
	尿潜血		-	-	-
尿酸		mg/dℓ	3.0 ～ 7.0	8.8	7.3

ＨｂＡ１ｃ《ヘモグロビンエーワンシー》は４・６という低さだ。肝機能を示すγ《ガンマ》‐ＧＴＰも26。総コレステロールも中性脂肪も全て正常値になった。善玉のＨＤＬコレステロールは増え、悪玉コレステロールは減少している。

久津はまさに完璧な「健康体」を、糖質制限ダイエットで、極めて短期間に手に入れたのだ。

次々に広がる「おやじダイエット」の輪

桐山や太田が、糖質制限食に成功したのは、このダイエットに協力的な妻が家庭で夕食や朝食を作って手助けしてくれたのが大きかった。

その点、久津は独身で外食中心に糖質制限ダイエットしたのが立派だと桐山は思った。

久津が糖質制限食を始めて１年余りで38キロ減を達成した時、桐山は久津に聞いた。

「以前は、社員の中で危ない３人のうちに入っていたそうですが、最近はどうですか」

「ええ。どうやら、その仲間からは抜けられたようです。それと電車の席に座っていても、横に人が座ってくれるようになりました。暑苦しくなくなったんですかね」

「アッハッハ。で、まだ、外食で１日３食のスーパー糖質制限を続けるんですか。立派ですね」

「基本的には、そうです。でも、時々〝脱線〟しますけどね。これまで１年間でそばを１回白馬で食べました。それと会食でパスタを４回食べました」

「糖質制限ダイエットでは、〝脱線〟も想定内ですよ」

「炭水化物は欲しくなくなりましたね。ご飯つぶもパンも全く食べたいとは思いません」

「それはエライな」

「以前は、甘いスイーツなどが好きだったんですが、これもやめました。昨年のクリスマスケーキは、糖質制限の宅配メニューにある『大豆粉のケーキ』でした」

久津によると体重を落とすコツはとにかく糖質制限ダイエットを続けること。そして、我慢しないことだという。

桐山は久津に糖質制限食を長続きさせるコツを聞いてみた。

「僕は、食べるのが好きなので、以前はそれを我慢しようとして、耐え切れずにドカ食いするというパターンを繰り返して、以前より太っていました。ところが、糖質制限ダイエットでは、食べる量のボリュームは、それほど変わりない。だから、我慢せずに食欲を充分に満たすことが出来る。これが長く続けられ、40近く体重が落ちた原因です。目標は75キロですが、これにはウォーキングなどの運動も取り入れなければ、食事だけではちょっと厳しいかなと思っています」

もうひとつ久津が1年以上糖質制限ダイエットを続け40キロ近く痩せることが出来たのには色々な人とのつながりが出来たことも大きかったという。

久津はこう語る。

「ギリークラブで行なわれる様々な糖質制限のイベントにも参加できましたし、その後、フェイスブックで糖質制限をやっている人の様々な集まりにも参加することが出来た。そういう人たちと交信していると、ダイエットに悩んでいる人たちが多くいることに気付きました。その人たちに、自分が昼食にこういうメニューを食べているんですよという情報を提供すると、私の場合とっつきやすいのか喜ばれてアクセスが増えるんです。例えばフェイスブックを見た高校の同級生が私の痩せた写真を見て自分たちも糖質制限食を始めたいと連絡してきました。私のアドバイスで糖質制限を始めた人は少なくとも5人以上います。東急ホテル内でも次々に糖質制限する社員が増えましてね。横浜のパンパシフィック横浜ベイホテル東急に20キロ痩せたシェフが一人、名古屋の東急ホテルにも11キロ、本社の広報にも10キロ痩せた男が出てきました」

アイツに出来るなら、俺にも出来る。久津の頑張りは、こうして男たちの奇妙な競争心をあおり、結果として、周囲の男たち皆で痩せていくことが出来たのだ。

沼津で顔を合わせてから約1年後、１１７キロから79キロへ、38キロ痩せた久津と、１１７キロから83キロへ35キロ痩せた太田。そして87キロから67キロへ20キロ痩せた桐山。錚々《そうそう》たる成果を挙げた3人の男は、久し振りに東京・永田町のザ・キャピトルホテル東急のラウンジで会い、ダイエット話に花を咲かせた。

この時、久し振りに見た久津は、まさに以前とは別人だった。オシャレなハーフコートを着、ショルダーバッグも新しく取り換えていた。オジさん臭い背広を着ていた1年前とは、まさに見違えるほどの変身振りである。表情ももちろん明るく若々しくなった。

「自分自身では、痩せてからフットワークが良くなったと思います。太っていた頃は、何をするにも面倒臭いという気持ちが先に立ち不精になっていたのですが、痩せてからとても身軽に身体を動かすようになりました。今年の冬は、十何年振りに信州へスキーにも行きましたよ。着る物の衝動買いも出来るようになりましたね。セーターもLL、あるいはLでOKで、好きなものが選べます。それとユニクロで買い物したり、ブランド品のバーゲンでも選べるのが嬉しいですね」

久津の体験談を横で聞いていた太田も、35キロ減と急激に後輩を追い上げた余裕からか、最近では糖質制限食プラス体幹トレーニングを1日100回やっていると自信たっぷりに語る。

「自分でも鏡を見てみると立ち姿が全然違うんですよ。スーツもオシャレなのを選べるようになりました。以前は選択肢なし。着れるものしか選べなかった。痩せたので新しいコートを4枚買いましたよ。しかも、わざと細身のね。友人のホテルマンも私が痩せたのを見て糖質制限ダイエットを始め8キロ痩せ、ゴルフの飛距離が20ヤード伸びたそうです」

「私もアウトレットのバーゲンで、リーバイスの細身のジーンズを2本買えたのが嬉しかったです。ジーパンのサイズも3インチ減」と桐山も答えた。

3人合わせて93キロ減。「おやじダイエット部」の面々はお互いのダイエット話にいつまでも花を咲かせるのであった。

>>> この話で痩せた部員 >>>>>>>>>>>>

Oyaji Diet Club
Members
03

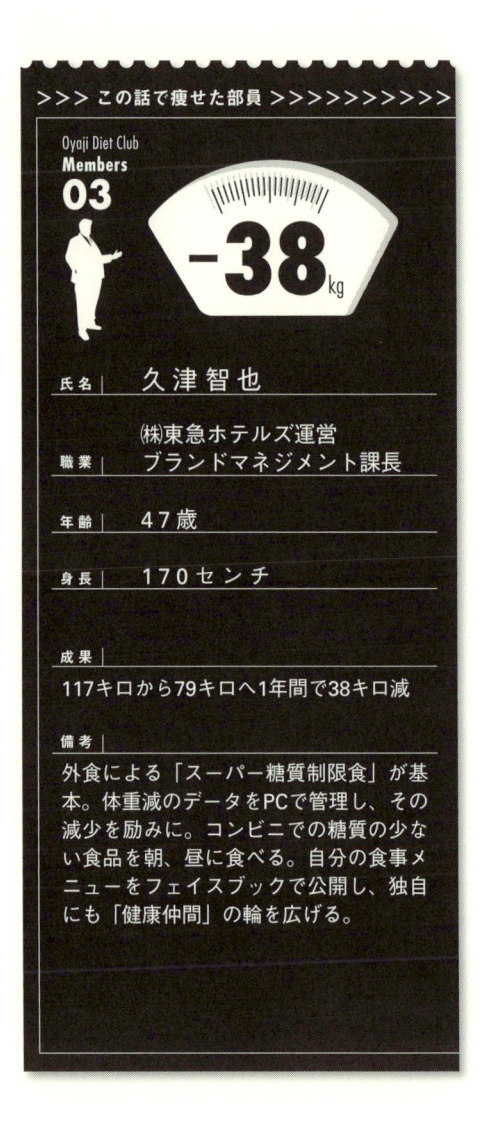

氏名	久津智也
職業	㈱東急ホテルズ運営 ブランドマネジメント課長
年齢	47歳
身長	170センチ

成果

117キロから79キロへ1年間で38キロ減

備考

外食による「スーパー糖質制限食」が基本。体重減のデータをPCで管理し、その減少を励みに。コンビニでの糖質の少ない食品を朝、昼に食べる。自分の食事メニューをフェイスブックで公開し、独自にも「健康仲間」の輪を広げる。

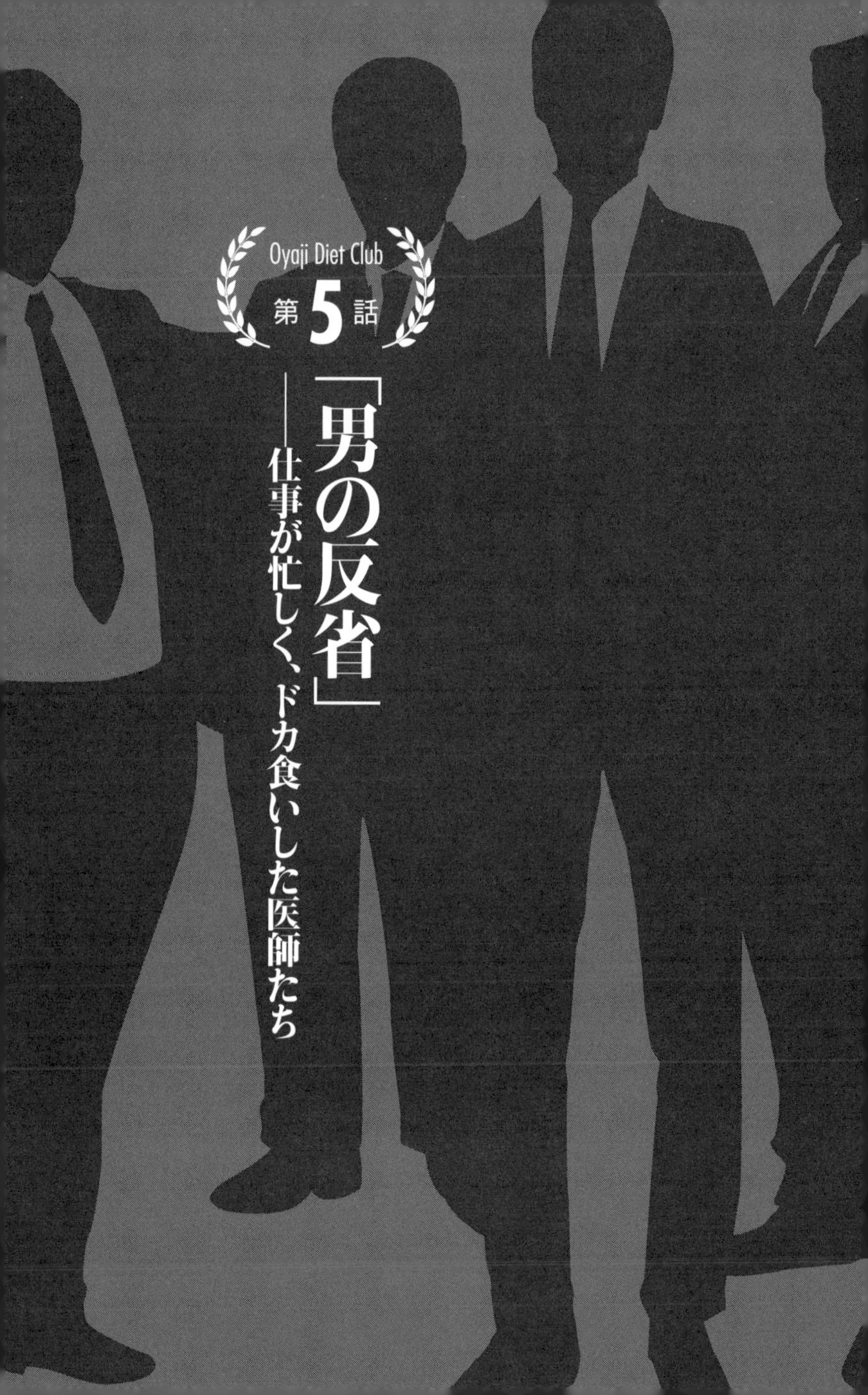

Oyaji Diet Club

第5話

「男の反省」

――仕事が忙しく、ドカ食いした医師たち

桐山が糖質制限ダイエットの経験者を中心に集めた「おやじダイエット部」の中でも当初から独自の道を歩いている男がいた。

東京・港区でレディスクリニックを経営する医師の早川悟（仮名）である。

早川とは、約1年半前、桐山が糖質制限食の「師範」と仰ぐ江部康二医師の赤坂での「糖質制限の集まり」で共に、体験談を語ってからの仲間だった。

桐山が太田らに糖質制限食を広めている間にも早川は、医師だけあって、他の男たちとはひと味違った冷静な「糖質制限ダイエット」を継続していた。

まさに「早川流」で、決して無理せずに長期間、夕食だけの「糖質制限ダイエット」を続け、ジワジワと少しずつ痩せていく。ご飯やパンなどを我慢するのは夜だけ。朝と昼は食べ過ぎないよう量に気をつけて、パンや麺類も食べていた。

しかも飲み会や食事会がある時は、糖質制限せず好きなものを口に入れた。その代り、翌日の昼と夜は糖質制限して主食は食べないというやり方で、1ヵ月に2キロ、半年で15キロも痩せて、他の検査値も正常に戻してきた。

太田や久津に比べて一見かなりゆるやかだが、長く続けることによって結果を出すという「厳し過ぎないジワジワ糖質制限ダイエット」が早川の得意技なのだ。

早川も10年前まで身長176センチで、体重は72キロというスマートな体つきだった。

当時、彼はそれまで勤務していた大学病院から産科の救急センターに異動になり、1ヵ月のうち

20日間は病院に泊まり込むような激務の日々を送っていた。

　そのストレスを食べることで解消し、外食も多く、ごちそうを食べて、酒も沢山《たくさん》飲む。そして食事の後、シュークリームをまとめて2～3個食べ、ケーキもプリンも大好物という生活を送っていた。

　これを2～3年続けた結果、体重が急増し、16キロ増えて最高88キロまでになった。

　その結果、身体の健康状態もかなり蝕《むしば》まれてしまっていた。

「中性脂肪（基準値30～１５０㎎／dℓ）は７００㎎／dℓもあり、尿酸値（同3～7㎎／dℓ）も7～8㎎／dℓ。肝機能を示すγ《ガンマ》・ＧＴＰ値（同50ＩＵ／ℓ以下）は、３ケタを記録しており、採血すると病院の若い看護師が『先生、血が白っぽく見えます』と驚くほどでした。肉眼で見えるほど血液に脂が浮いていましたし、しかも医師でありながら心臓に不整脈も絶えず出て、駅の階段などを昇ると息がゼーゼーいっていました。電車に駆け込むと心臓がしばらくバクバク、首まわりにも肉がタップリとつき、夜、隣で寝ている妻からは、『2分間ぐらい息が止まっているわよ』と心配されたほど、睡眠時無呼吸症候群も発症していました」と早川は語る。

　ところが早川は医師であるため、当然医療については専門的知識を持っており、当初は自分自身で治療を試みた。無呼吸症候群の治療用の機械を用い、降圧剤や中性脂肪を下げる薬、食後の血糖値を上げない薬など、あれこれ試した。だが、なかなか数値は改善しなかった。

「これはもう減量しかないと思った。ですが、食事量を減らせばお腹が空く。少し体重が減ってはリバウンドの繰り返しです。どういう方法が確実に痩せられるのか。あれこれ調べた結果、辿り着いたのが糖質制限ダイエットでした」。医師である早川は、身体のメカニズムを使って糖質制限の理論にはすぐ納得できたものの、食べることが大好きなので、出来ればあまり厳しい糖質制限はやりたくなかった。そこで「糖質制限ダイエット」を医師の立場から、自己流で試みることにした。

早川はアメリカの大学で遺伝子医学も研究した経歴を持つ。そこでこう考えることにした。

「糖質制限ダイエットは、食事から主食などを抜いて、炭水化物の摂り過ぎを抑えましょうというもので、決して炭水化物をゼロにしろという意味ではない。肉や魚、野菜にも炭水化物の主な要素である糖質は含まれている。この摂取をどれだけ抑えるかは、人それぞれ。短期間で目覚しい成果を挙げたいなら、1日の摂取量を50~60グラム以内に抑えるとよい。しかし、人間にとって食の楽しみは大きいため、無理のない範囲でダイエットを行ない出来る限り長続きさせるのがいい」

その結果早川が実行したのが「オンとオフ」の徹底的な使い分けだった。

早川は、飲み会や食事会がある時は、「天の恵み」だと思って迷わず参加し、この時はダイエットはお休みとする。そして、炭水化物もしっかりと食べる。その代り、糖質を摂った翌日の食事は、朝、昼と2食、糖質を抜く。外食が2日続いたら、次の日は3食糖質を摂らないというように、1週間単位で摂る量を制限していく。つまり会食時には、糖質制限を忘れてもいいという極めてゆるやかな発想である。

このヤリ方で早川もキチンと結果を残した。自身が編み出したこの「厳し過ぎないジワジワ糖質制限ダイエット」で、1ヵ月に2~3キロずつ体重を落とし、約半年で15キロの減量に成功。全ての検査値も正常に戻った。

まさに糖質制限の「オンとオフ」の使い分けを、自分で工夫して行なったのである。

糖質制限ダイエット仲間から、早川の体験談を聞かされた桐山は、彼がどのように「オンとオフ」を使い分けているのか知りたくなった。そこで、初めて彼と会ってから1年半後、都内にある彼のクリニックを訪ねて話を聞きに行くことにした。

地下鉄出口のすぐ近くにある早川レディスクリニックは、真新しいビルの３階のワンフロアを使い、ホテルにあるラウンジを思わせるオシャレな空間だった。

白衣姿で出てきた早川は桐山を奥のセミナー室に案内した。

10畳ほどの室内に大きなテーブルと椅子が置かれ、手前の壁一面にホワイトボードが張られていた。健康関係のセミナーもこのスペースで行なわれるのだそうだ。

「ところで先生は外食の時は食べたいものを食べるということなんですが、外食の頻度というのは、１ヵ月でどのぐらいですか」と桐山は尋ねた。

「ほぼ毎日ですかね。昼食もクリニックの近くのそば屋とか定食屋で食べますよ」

「エッ。毎日⁉」と桐山は驚いた。

「というか、僕の場合、家で食べるより、外食の方がむしろ糖質制限ダイエットしやすいんですよ」

妻の目を盗んで糖質制限を行なうコツ

家庭での食卓より外食の方が糖質制限しやすいというのは「理由」があった。早川によると彼の奥さんというのは、古くからのしきたりや習慣を大切にする実に真面目な方で、早川が自宅で「糖質制限ダイエット」を始めると言っても、頭から理解しようとしてくれなかった。

家で食事する時も、夫がご飯を沢山食べ、2杯、3杯とお替りして初めて、自分の作ったおかずが美味しかったんだと喜ぶタイプだった。「私がそこに、糖質制限食を始めるぞと言って豆腐に納豆ばかりかけて食べて、ご飯いらないなんて言ったら『何やってるの』ということになってしまいます。しかし、ある意味、これは仕方ないと思いました。そこで外食を多くして自分で糖質制限したのです」

同じ糖質制限ダイエットを試みるにしても、家庭食が中心で、奥さんの協力による糖質制限手料理で体重を激減させた太田や桐山とは、全く反対のパターンだった。ある意味、外食だけで痩せた久津と似ていた。

早川は言う。

「ウチは田舎の親も、同じような環境で育ってますから、『ほれ、ご飯を沢山食べろ』と勧められて、私も幼い頃は一人で3合食べてました。そういう環境で育ってきたものですから、私の場合は家の中では糖質制限ダイエットを続けにくいんです。一度頑張って10キロぐらい体重が減りましたが、そういう空気を感じて、無理を言えなくなりました。その点、外食なら糖質制限ダイエットするために、ご飯などを遠慮なく残せばいいのでやりやすいんですよ。クリニックの近くにある定食屋に入る時は、定食の場合は、ご飯を少なめに頼み、おかず中心に食べてます。そば屋では、ザルそばなどをよく食べますが、夜、遅くにシメのそばなどは食べないようにしています」

「それでも半年で計15キロよく痩せましたね」と桐山は驚いた。

「ええ。糖質制限ダイエットを始めた頃は、88キロあり、一時71〜72キロまで1年で落ちました。でも、今は少し戻って80キロぐらいになってます。それでもピークの頃から思えば10キロぐらい落ちているから、まあいいだろうと糖質制限を少し中断したんです。というのも、今年6月にお袋が亡くなりましてね。その前後に何度か看病のために里帰りしていたら、その間に集中して5キロぐらい太ってしまいました。ウチはお袋も甘党なので、見舞いにプリンとかケーキとかを持っていく。しかし、お袋の具合が悪くなり、次第に喉を通らなくなってしまう。その結果ケーキ類をどうしても残してしまうので、捨てるのももったいないと食べてしまったわけです」

「なるほど」

「太った原因はすぐ分かりました。一番いけないのは菓子パンと日本酒ですね。これを食べるとてきめんに太ります。ウチはレディスクリニックですので、女性の患者さんがダイエットの相談に来るんですが、殆《ほと》んどが無類のパン好き。メロンパンとかドーナツを日常的に食べる。それとラスクパン。最近は、『御当地ラスク』と銘打って、様々な種類のラスクパンを売ってますが、あれもいけない。糖質制限ダイエットの立場からすると、今、考えただけでゾッとします。最近では、その外側にチョコレートかけたのも出ていますね。あるいは、カスタードクリームをたっぷり入れたロールケーキもあります。そういうものを食べないだけでも、かなり違ってきます」

「先生は、甘党なんですか」

「僕、甘いもの大好きなんですよ。だから糖質制限もあまりストイックにはやりたくない。要は、血糖が急上昇することだけ気をつけていればいい。だから、ある程度会食の際にも割り切って食べているんです」

「なるほど。ゆるめるのではなく、割り切る糖質制限か」

「そうです。僕らは医師なので、糖質制限の原理が分かってしまえば、江部先生の言った通りにしなくとも、自分で考えて自分の方法でやればいい。知り合いの医師でも、この糖質制限の仕組みを知ったら、『何だ。そういうことか』と理解します。それで皆、食べる料理に気をつけて、10キロ近く痩せていますよ。僕は『糖質制限はこうあるべし』とあまり決めつけない方がいいと思います。僕自身も糖質制限ダイエットをあまりストイックには考えたくない。やろうと思えば、また始めればいい。それだけです。以前は1年余り続けて15キロ減になった後、母親の看護などで5キロ太ってしまった。それは『反省』していますが、10キロ減を超えるようなことがあれば、また始めようと思います」

早川の話を聞いて、桐山は医師が行なうダイエットというものは、「治療」と同じだと思った。必要であれば行なうし、必要でなければ行なわなくてもいい。まさに「オンとオフ」を完全に使い分けているのだ。

時には家庭で食事を摂る。

子供のいる家庭では、カレーを作る日が多くなるが、早川も大のカレー好きで、家で料理しているのを見ると美味しそうでたまらなくなった。カレーは、ルーに小麦粉が多く含まれている上に、ご飯にかけて食べるため、糖質の固まりのような食事で、糖質制限食では基本的にNGであるとされる。だが早川は冷静にこれを分析した。

主食を抜けば糖質は少なくなる。カレーのルーに含まれた糖質だけで、これが10〜20グラム以内なら問題ないのではないか。

ならば木綿豆腐にカレールーをかけ生卵をトッピングしてはどうか。こうして生まれたのが名作「カレーかけ豆腐」だった。

豆腐をご飯に見立て、冷たいままで熱々のルーをかける。これが冷たいご飯に熱々のカレーをかけた時とそっくりだと早川は言う。

早川は普段、自宅でカレーを作る時は、このカレーかけ豆腐で参加。ジャガイモなどは糖質が高いため残しているという。

こうして男たちは、たとえ家族に反対されても独自の「糖質制限ダイエット」を続け、「結果」

を出しているのだ。

もう一人の医師の話

桐山は早川医師の話を聞いて、無理なく、ゆるやかにしかも諦めず自分流の「糖質制限ダイエット」を継続し、結果も出している様子に感心した。

早川の場合、糖尿病にもなっていないし、あくまでダイエットが目的だから、これで充分なのだ。一方で、糖尿病に罹《かか》った桐山の場合、糖尿病とその合併症を発症しているため、江部から勧められた「基本的にスーパー糖質制限」というスタイルをかたくなに守り続けている。途中、江部の名言である「まあ、ええやろ」（このぐらいならまあ、いいだろうと時には糖質制限をゆるめるやり方）と、食べたいものを無理ない程度に食べるという意図的な脱線をすることは許されていても、あくまで「基本はスーパー糖質制限」なのである。

その結果、糖質制限ダイエットを続けて丸2年経っても、血糖値は薬を飲まずに空腹時で97、HbA1c《ヘモグロビンエーワンシー》は最近では4・7にまで下がってきた。肝機能を示すγ‐GTPも16～18を維持している。善玉コレステロール（HDL）も59と次第に上昇し、一時高かった中性脂肪も112と安定した。

だが、どうしても落とせない数値が総コレステロールと悪玉コレステロール（LDL）だった。

一時期、これらの数値は下がっていて、むしろ中性脂肪の方が高かったのだが、糖質制限食で高カロリー、高タンパク質の食品を食べ過ぎる影響からか総コレステロールとＬＤＬの値が再び上昇し始めた。

何故、高コレステロールと高ＬＤＬ状態が下がらないのか。その原因を突き止めてみようと、以前知り合った臨床遺伝子治療学の専門家で、血管のアンチエイジングにも詳しい大阪大学大学院医学系研究科の森下竜一教授に尋ねてみることにした。

桐山が最も聞きたかったのは、自身も糖質制限しコレステロールを下げる薬の併用で15キロ痩せて数値も改善した森下自身のメタボ克服経験だった。

森下教授も美味しいものが好きで、職業柄、接待も多く、その結果の食べ過ぎとワインの飲み過ぎで、1年前の1月に171センチで97キロだった。ところが森下は、糖質制限ダイエットとコレステロール吸収を抑えるゼチーア剤の併用により見事、82キロまで減量することに成功したという。そういえば、最初のセミナーで会った時の森下と、次のセミナーに出席した時の森下はまるで別人のように痩せていた。

桐山は、新大阪駅に近いホテルのコーヒーラウンジで森下と待ち合わせた。

「先生、大変御無沙汰しております」とやってきた森下に桐山は挨拶した。

「どうも。桐山さんも糖質制限ダイエット、まだ続けているんですか。計20キロ減。ずいぶん頑張りましたね。僕も糖質制限で15キロ痩せたんだけど、ここから更に落とすには、運動するか、あるいは脂肪を溶かす薬を飲むか、皮下脂肪の周囲をラジオ波で焼くしかないと思いますよ」

「ラジオ波ですか」

「ええ。レンジでチンするみたいにね。お腹の脂肪細胞の所に、照準を当てて、脂肪細胞そのものを焼き切るんです」

「焼き切った脂肪はどうなるんですか」

「そのまま代謝されて外に出ますから大丈夫。人間の身体というのはね、一度太ると脂肪細胞が分裂し、その一個一個の細胞がスキあらばまた成長して分裂しようとするんです。だから、一度太ったことのある人は、せっかく痩せてもまた太りやすくなる。それを防ぐためには、一度痩せた後に脂肪細胞を焼くしかないんです。こうするともう太らなくなる。つまりリバウンドしないんです」

「なるほど。でも、焼き切るというのはちょっと怖いですね」

「すぐ終わりますよ。大阪に来たついでに、友人のクリニックに寄ってやってみますか」

「ウーン。考えときます」

せっかくの森下教授の勧めではあったが、いくら脂肪を減らしたくともお腹をレンジでチンするというのは、どう考えても怖かった。ならばせっかく慣れた糖質制限食をずっと続けた方がまだマシだと桐山は思った。

人間の肥満について森下は興味深い研究をしている。人というのはスタイルをまず気にするが、本当は見た目ほど、痩せていないことが多いというのである。

「どういうことですか。痩せているように見えても実際は、太っているのですか」と桐山は尋ねた。

「ええ。日本人はまだ、欧米に比べて健康的な食事をしていると思われがちですが、それは昔の話なんです。厚生労働省の平成15年国民健康・栄養調査結果によると、日本人のコレステロールの1日平均摂取量は増加していて、今や米国人男性、女性と匹敵しています。15〜19歳では逆に、アメリカ人の男女より増え、倍近い数字になっています。その結果、男性、女性ともに高コレステロール血症が増加し、約30年の間に男性で9倍、女性で8倍に増えているんです」

「その原因は何ですか」

「やはり、食べ物と食べ方の変化ですね」

男が太る「原因」のひとつに数えられているのが、ハンバーガーなどのファーストフードの「食べ方」であると森下は言う。

「単身者に多い『一人食い』という習慣。これは料理をよく噛まずに沢山食べることにも継《つな》がります。食事は出来るだけ複数で、しかも語らいながら食べた方が肥えにくいんですよ。ところがファーストフードは片手で食べる『片手食』ですから、ついつい量を多く摂る結果になる。そのために、太りやすくなる。イメージとしては、単身者が夜中までパソコンをいじりながら、片手間にファーストフードをバクバク食べ、夜、眠れなくなって翌朝、睡眠不足というのが、肥満一直線への道になるんです。また不眠も食欲を促進させるグレリンの濃度を上昇させ、逆に食欲を抑制するレプチンの濃度を低下させる。この結果、空腹感が増強され、食欲が亢進《こうしん》し、夜中についつい食べ過ぎる結果になります」

ファーストフードは、食べ方のみならず調理の方法にも問題があると森下は言う。「肉やバター、油を加熱処理したり、一度揚げて調理したものを二度揚げ、あるいは三度揚げすると酸化（劣化）コレステロールを増加させる原因になります。コレステロールが高くなると、食後高脂血症という病気の原因になる。日本では、とかく血圧と高血糖が、生活習慣病の危険因子とされていますが、実は中性脂肪（ＴＧ）とＬＤＬ（悪玉コレステロール）やＨＤＬ（善玉コレステロール）の値も注意すべきなんです。いくら表面的に痩せても、この二つの数値が糖尿病の原因になり、肝臓の脂肪肝化を促進し、血管内皮を傷つけて心筋梗塞や脳卒中などを引き起こす原因になるんです」

単に体重が減ったり、血糖値が低めにコントロールされていてもこの二つの数値に気を配る必要があると森下教授は言う。

だが、これほど医学的に深い知識を持ち、なおかつメタボリック治療の「勝利の方程式」まで考案した森下なのに、何故、自身が一時大変なメタボになってしまったのだろうか。

そう尋ねると森下は答えた。

「だって、美味しいものを食べ、美味しいワインを飲みたいじゃないですか」

森下ほどの優れた医師であってもヒトは理性よりも食欲の方が優先してしまうのだ。

森下の話を聞いて帰る新幹線の中で、桐山は考えた。

（やはり医者も人間だ。身体によくないと分かっていても、美味しいものを食べたいし、酒も飲みたい。特に医師は猛烈に忙しいためにストレスも貯《た》まる。その結果、ついドカ食いをして太ってしまう。「肥満」というものは頭で分かっていても医師本人でもなかなか抑えにくいものなんだ）

桐山は、森下の話を聞いて、更に新たな目標が定まった。すなわち単に体重を減らして痩せるだけでなく、再び太らないために筋肉質の身体にし、ＨＤＬなどのコレステロールの数値も薬を使って改善していく。つまり糖質制限プラス筋トレなどの日々の運動、そして医師との相談による効果的な薬の処方という三本柱で総合的な「肥満」を解消していくことこそが重要だと分かったのだ。これは「おやじダイエット部」の第二ステージの実現目標である。痩せたおやじたちと酒を飲みながら、より身体を健康にする方法について専門家の意見も聞いて話し合うのもいいなと桐山は思った。

>>> この話で痩せた部員 >>>>>>>>>>>

Oyaji Diet Club
Members
04

氏名｜早川 悟（仮名）

職業｜レディスクリニック院長

年齢｜57歳

身長｜176センチ

成果｜

体重88キロから約半年で15キロ減

備考｜

家庭内の協力は期待できないため、基本的には糖質制限は全て外食で行う。そのハンデがあるため、急激な糖質制限はせず、会食などでは喜んで糖質を摂る。その時は次の日の2食を糖質制限するなど、1週間単位、1ヵ月単位で冷静に、しかも粘り強く糖質制限を続け、チリも積もれば山となる方式で体重を減らす。

Oyaji Diet Club

第6話

懲りない亭主との戦い

――立ち直ったメーカー技術者とメタボ雑誌編集長

「糖質制限ダイエット」は、従来の「カロリー制限」よりは遥かにシンプルな食事療法で簡単である。そして効果もすぐ挙げられる。ところが実践しようとすると、「おやじ」一人で成し遂げるのはなかなか難しく、どうしても家族の協力が必要となる。

桐山が糖質制限ダイエットで痩せ始めた頃、ギリークラブの「糖質制限の集い」で一組の夫婦に会った。大手光学メーカーの技術者高橋美彦・美江夫妻である。奥さんの美江さんは絵地図師として町歩きや講演に活躍している。

糖質制限食を始める4ヵ月前に行なった健康診断で高橋氏は、体重が標準体重を26キロオーバーする91・8キロだった。中性脂肪は何と899。血糖値も空腹時で213、HbA1c《ヘモグロビンエーワンシー》は9・9もあった。

高橋氏は現在58歳。糖尿病と宣告されたのは、約20年前のまだ30代半ばのことだった。

「当時は、境界型の糖尿病と診断されていましたが、42歳の時には完全な糖尿病となり、手足のしびれなど合併症の症状も引き起こしました。それから3回の教育入院を繰り返し、入院期間中は、ほぼ正常になるが、退院して1ヵ月すると、また元の数値に戻る。この繰り返しでしたね。『教育入院』での食事というのはカロリー制限が基本。そのため病院内では我慢できたものの、日常生活に戻ってしまうと厳し過ぎて、とても維持することが出来ませんでした。その結果、せっかく良くなった数値がまた元に戻っていました」と高橋は言う。

糖尿病が更に悪化したのは、40代に入って現在の大手光学メーカーに転職した頃だった。富士山の裾野にある工場に単身赴任し、そこで深夜まで残業を続けているうち、数値が更に酷《ひど》くなった。勤務先の工場付近には都心とは違って、夜遅くまで開いているような店は少なく、郊外型のドライブインばかりで、そこで毎晩遅く食事しているうちに、両足がブーツを履いたようにしびれ、血行不良の状態になってきた。眼も網膜症にかかって失明寸前となった。

病院に通って糖尿病治療を続けても、症状は更に悪化していく一方である。病院にも通ったが従来の治療方法も医師によってマチマチで、アルコールは全て厳禁かと思えば、焼酎はOKの場合もあるなど、指導される内容がその都度違っていた。

「教育入院中の食事も米飯が殆《ほと》んど出ずに毎日運動しなければならないかと思うと、次に通った病院では、少しのおかずに丼に入った米飯が出るなど、まさにバラバラでした」

「症状の悪化でとうとう1年間の休職を余儀なくされたその頃、初めてギリークラブの『糖質制限の集い』を知ったんです」

桐山が高橋と会ったのもこの会だった。当時の高橋は表情も暗く、元気がなかった。そして何時までも治らぬ「糖尿病」に、すっかり嫌気が差していた状況だった。妻の美江も、一向に改善しない夫の糖尿病に長くつき合わされ、悩んでいた。

「それまで3回教育入院と退院を繰り返し、病院を出ると1ヵ月でまた元の状態に戻ってしまう。しかも数値は一向に改善しない。そんな懲りない亭主にも、正直うんざりしていました」と美江は言う。

妻の美江は、絵地図師と趣味の散歩を生かした講演などを行ない、自身が昼夜、土日も関係ないハードな仕事環境で働き続けている。そのため、病院で指導されたカロリー制限食を家庭で調理し続けるのも困難だった。

桐山は、夫の高橋の絶望する気持ちが痛いほど分かった。けれども同じ糖尿病患者として、また同年輩でもある高橋に少しでも「希望」を持って欲しいと思った。そこでその会合の席上、「高橋さんも一緒にやりましょう。糖質制限をすれば、すぐに効果が出ます」と元気付けたのである。

オリジナルレシピの数々

約3ヵ月が経った後、桐山は再びギリークラブの例会で夫妻と語り合う機会があった。その時、妻の高橋美江は、夫妻で糖質制限ダイエットを本格化させた時の1週間の食事メニューを写真データ入りで持参してきた。

7月14日（水）
〈朝〉厚揚げのシソ豚肉巻き（レモン味）、アゲに納豆を入れて焼く、カラーピーマンオイル漬け
〈昼〉肉納豆（白滝入り）、サラダ、アボカド・ベーコン炒め

〈夜〉ステーキと大根おろし、水切り豆腐のおかか焼き、焼き物（セロリ、シシトウ、椎茸）、ミョウガ味噌汁

7月15日（木）

〈朝〉ズッキーニとモヤシ炒め、ベーコンエッグ、厚糖質制限パン、キノコスープ

〈昼〉コンニャク焼きそば、ブロッコリー

〈夜〉エノキのイワシロール揚げ、ニラ卵、キュウリの浅漬け、味噌汁

欄外には、この日から歩くのが大嫌いだった「オッサン」こと美彦が40〜50分を歩いたとして、奇跡的な進歩だと喜ぶ美江のコメントも入っている。

7月16日（金）

〈朝〉ズッキーニとモヤシ炒め、ベーコンエッグ、厚糖質制限パン、キノコスープ

〈昼〉昨晩の残り物、エノキのイワシロール揚げ、卵焼き、サラダ

〈夜〉鳥ササミと自作ジェノベーゼソース、オクラ、サラダ、キノコ炒め

7月17日（土）

〈朝〉ズッキーニとモヤシ炒め、ベーコンエッグ、厚糖質制限パン、キノコスープ

〈昼〉何とオッサン（美彦）自作のコンニャクラーメンとキャベツサラダ

7月18日（日）

〈夜〉昨晩の残り物、イワシとシメジロール、卵焼き、サラダ

〈朝〉イカと野菜のピリ辛炒め、シシトウの冷製スープ、アスパラベーコン、アゲとジェノベーゼ
〈昼〉オッサン外食
〈夜〉オッサン外食

7月19日（月）
〈朝〉オッサン自作のサラダ、納豆、豆腐、ハム
〈昼〉オッサン外食（喫茶店）
〈夜〉厚揚げのシソ豚肉巻き（レモン味）、野菜スープ、イカ焼き、モロヘイヤのおひたし

7月20日（火）
〈朝〉豚シャブサラダ、キノコスープ、納豆のキムチあえ
〈昼〉マグロのつけ焼き、アスパラベーコン、ひじき煮、アゲの野沢菜ごま油かけ
〈夜〉外食（焼き鳥屋で飲みに）

7月21日（水）
〈朝〉サンマのチーズ巻、サラダ、厚揚げ
〈昼〉あじ醤油煮、厚揚げレモン、ハムキュウリ、スープ、シラスなめこおろし
〈夜〉オッサン自作、サンマのチーズ巻、浅漬け、サラダ、冷奴、納豆

最初、妻の美江が自宅で毎食糖質制限メニューを苦労して作り、その負担を和らげるため夫の美彦も自分で朝や夜に料理を作り始める。あるいは昼、夜と外食に出ていく。まさに夫婦が協力して糖質制限ダイエットを成し遂げる姿がそこにあった。

糖質制限ダイエットを実践する場合、毎日の献立には、誰もが頭を悩ませる。従来の白米や麺類を主食とする場合、「1汁2食」という言葉があるように、ご飯とおかず1品、そして味噌汁を作ればよかった。料理の選択肢としては、ご飯を炊き込みご飯や丼物にし、あとは1菜をつければ充分だ。

ところが「糖質制限ダイエット」の場合は、主食である白飯や麺類を抜くわけだから、おかずを「2食」作らねばボリュームが出ない。更に豆腐の冷奴や納豆などの主食代りの品をもう1品加えなければならない。このおかず同士の組み合わせと更に糖質の高い食材を使えないという「制限」が加わる。こうした手間のかかる食事の準備のため、台所を預る主婦の方が、ダイエットする亭主よりも先に音を上げてしまうのだ。

協力者への感謝は不可欠！

桐山の家でも、妻で文芸評論家の吉村祐美が、苦心の結果、次のような様々なオリジナルメニューを作り上げた。これが全て「名作揃い」となった。

1日3食食べることが健康にいいとされているが、糖質制限食を1日3食作るのは大変だ。そこで桐山家では基本は「1日2食」。これも料理を作る側の負担を軽くする方法の一つだ。

〈朝兼昼食〉イタリアンオムレツ（卵、ハム、玉ネギ、マッシュルーム、トマト、モッツァレラチーズ、バジル入り）、サラダ（レタス、トマト、キュウリ、セロリ）、生ハムと玉ネギスライス、かいわれ大根。ふすまパン。トマトジュース。コーヒー。

〈夕食〉木綿豆腐の海苔巻き（木綿豆腐、焼き海苔、大葉、お刺身、うす焼き卵、納豆、おひたし、サニーレタス）、海老のソテー、キュウリのスライス、かいわれ大根。ピーマンと生シイタケの鮭の詰め焼き。

この他にも、豆腐入りハンバーグ、ホタテと海老のフライ（薄アゲとニンニクの衣でフライにする）、蟹の春巻（レモン汁、トマトと玉ネギ、パセリのオリーブオイルソース）、厚揚げ豆腐グラタン（ベーコン、ブロッコリー、マッシュルーム）などの吉村祐美オリジナル・メニューがある。

調理は、可能な限り桐山も手伝い、二人で切る、焼く、揚げるなどを役割分担している。

桐山家ではこうした独自の家庭メニューを中心に、週一度、野菜中心のブッフェ、ハンバーグやステーキなどのアラカルトメニューの豊富なレストランや豆腐を中心とした和食店での外食を取り入れ、調理に負担がかかり過ぎないように工夫している。

「糖質制限ダイエット」のメニュー作りは、夫婦で話し合い、一番続けやすい、シンプルな、その家庭で使いやすい「スタイル」を作り上げ、更に習慣化させていくのがポイントだ。

そして「糖質制限ダイエット」を一種の「ゲーム感覚」で楽しむのである。こうした「発想の転換」が出来ると、「糖質制限ダイエット」も意外に楽しくなる。

しかし、くれぐれも心しておかなければならないのは、妻を管理栄養士や生活習慣病を治療する専門医の代りにしないことだ。

糖質制限ダイエットは、それを実行する男にとっては、体重減で見違えるほどスマートになり、周囲からも「凄《すご》い、よくやったね」、「意思が強固なんだ」と賞賛される。しかも、ダイエット体験は、男の仲間との話のネタにもなり、これまでデブであることを散々指摘され、からかわれてきたトラウマを持つ本人にとっては、まさに起死回生の代打逆転サヨナラ満塁ホームランを打ったような気になり、つい有頂天になりがちだ。

ところが、旦那や恋人が「糖質制限ダイエット」でいくら痩せても、当の女性にとって最初は嬉しいが、決して何時までもその嬉しさが続くわけではない。やがてその男性が「糖質制限ダイエット」の実行を奥さんまかせにしていると、当の妻にとっては「いい加減にしなさい」と面倒臭くなってくる。だから糖質制限食の協力者である妻への「感謝」は欠かしてはならない。

高橋家では奥さんの糖質制限手料理のおかげで、夫の糖尿病数値がメキメキ良くなった。体重は6キロ減だが、糖尿病数値が（表）の通り、素晴らしく良くなった。

妻の美江が喜んだのが、それまで歩くのが大嫌いだった高橋が自分でシューズを履き、タオルを

高橋氏の体重とHbA1cの推移

項　　目	2010.3.16	2010.5.20	2010.7.22
体重（kg）	91	82.4	80.4
HbA1c（%） （基準値3.3～5.5）	9.3	5.4	5.3

首に巻いて、40～50分歩き始めたことだ。ようやく〝オッサン〟もやる気になった、と思った。

高橋はまた、妻の食事の負担を少しでも和らげようと、自分で朝食メニューから作り始め、次に献立も考えて、オリジナル糖質制限メニューを二人で作った。

こうした努力を妻の美江も評価し、二人は糖質制限生活を続けている。

いくら愛情が深くとも、妻の立場からすれば、自分で自身の健康管理くらいしてもらいたいと思っている。糖尿病になったのはかわいそうだが、どこかで自分で反省して立ち直って欲しい。と、そう思っているのだ。

こうした妻への配慮なしに「男の糖質制限」は成功しない。

高橋は眼のカスミも足のしびれも良くなり、以前のメーカーに1年の休職の後、再び復帰できることになった。

以前とは見違えるほど、明るく元気になった高橋は言う。

「糖質制限食を始めて、それまで治らなかった糖尿病がこんなに良くなるなんて。これまでの糖尿病治療っていったい何だったのでしょう。私は、日本の医学界に腹立たしさも感じます」

桐山は、この「懲りない亭主」だった高橋も是非、「おやじダイエット部」に加わって欲しいと思った。

編集長の愛妻弁当

一方、妻が主導権を握って、夫を徹底したダイエットに導き、成功した家庭もある。都内で経済誌の編集を手掛ける高木洋彦編集長（仮名）もその一人だ。

桐山は高木とは、同社の看板雑誌の編集部時代から何度か仕事をしたことがあった。以前はよく銀座にも飲みに行き、深夜までカラオケを唱《うた》って過ごした。桐山が糖尿病で倒れる直前にも、夜遅くまで共に飲んでいた。その後、20キロ痩せた桐山は、久し振りに同社を訪ねて行った。

その時高木は、桐山のダイエットした姿を見て「お、凄いな。痩せましたね」と驚いた。その後、彼も男が痩せた姿を見て心中秘かに期するものがあったのか、その日から静かにダイエットを始めたのだった。そして１年間で15キロ体重を落とした。

高木は、身長１７２・７センチで、以前は体重が82・７キロあったものが、67・６キロ、ウエストは93・５センチが82・０センチに落ちた。ＢＭＩも27・７から22・７へ改善した。

同じ編集部に電話をしていると、編集長が凄く痩せたという噂がよく耳に入るようになった。「痩せた男」は皆、友達だ。桐山は早速、高木にお祝いの電話をかけた。

「高木さん、凄いですね。激やせしたんですって」

「いやいや、まだまだですけど。そういうことなんです。アッハッハ」

健康になった高木は上機嫌であった。桐山は最速高木と会い、ダイエットの体験談を聞いてみた。

「以前の生活は毎日が残業で、仕事の後に一杯やり、時には深酒をという生活を続けていました。その結果、40代に入ると中性脂肪、体重とも怖《おそろ》しい数値を記録していたんです。入社当時、58キロだった体重が1年間で5キロずつ増え、80キロを超える状態が続きました。痩せようと水泳やマラソンを始めたこともあったが、逆に疲れるだけで全く痩せなかった。一度、ボクサイズで5キロ痩せたこともあったけど、それ以外は失敗続きでした」と高木は言う。

そこで糖質制限食にメニューを改め、夜はご飯を食べずに冷奴などの大豆類を摂り、朝食は、ご飯を小盛り1杯とキムチスープ、納豆、こんぶと大豆の煮物、とろろ、白菜の浅漬け、キュウリと大根のぬか漬け等々にした。すべて夫人の手料理だという。

昼食は、夫人手作りの野菜中心のお弁当にした。それにおにぎり1個。これにコンビニで買ったコールスローサラダとしじみの味噌汁をつけている。

「以前は、から揚げ、コロッケ、トンカツといった揚げ物が大好物でしたが、ダイエット中は肉よりも豆腐や大豆類を沢山《たくさん》食べるようにしました。そしてビールをやめ、低カロリーのホッピーを焼酎なしで飲むことにしたんです」

こうして食生活を大きく変えると共に、高木は毎日必ず体重計に乗るようにした。

その結果、ダイエットを始めてから1ヵ月後には体重が3キロ減り、半年後には7キロ減った。

高木は気を良くして、更に食生活に気を配るようになった。

「朝はご飯1杯と野菜中心のおかず、昼は愛妻弁当に、味噌汁などを加えて、500キロカロリーを目安とするよう調整しました。同時に体の基礎代謝を上げるため、朝起きるとラジオ体操第1、第2と腹筋運動と膝をついての腕立て伏せなどを取り入れるようにしました」

高木のように夜だけ糖質を抜く「プチ糖質制限」に加え、昼食のカロリーを抑える「カロリー制限」を妻の協力で実践し、朝起きての自分自身で行う「筋トレ」と、それぞれのダイエット手法の良い部分を少しずつ取り入れ、無理なく痩せる。これもなかなか良い方法である。

しかし、特筆すべきは、栄養バランスを考えた5品が並ぶ夫人手作りの「愛妻弁当」の存在だ。これで、外食やコンビニ食を摂らずとも昼食のカロリー制限に成功している。

高木の場合、夜は編集者という仕事柄、どうしても外食中心となるが、その場合も彼はご飯を抜いて、冷奴で代用し、好きなメンチカツや鶏もも焼きなどの肉類も上手く食べているという。つまり夜だけ外食中心の「糖質制限ダイエット」だ。これに朝、昼と夫人手作りの「カロリー制限と糖質制限メニュー」が加わる。まさに理想の食生活のパターンである。

高木の家庭では、奥さんが、以前から栄養理論に詳しく、その実践例としてダイエット食を始めたのだそうだ。そして、高木自身も休肝日を平日を含めて週3日にするなど、以前の酒中心の生活からダイエットに楽しみを見い出すよう、頭の価値転換も行なってきた。その結果のダイエット成功である。

「僕は、糖質制限食などの栄養理論がどうなっているのか、正直なところはあまりよく分かっていないんです。しかし、これまでの食事方法ではダメだという、食に対する頭の切り替えだけは自分で意識して行いました。そこに栄養理論に詳しい女房が献立を考えて健康に良い料理を作ってくれる。僕が気をつけるのは、外食だけでいいのです」と高木は正直に言う。

「楽しさ」、「快感」が長続きのコツ

高木のダイエットで注目すべきは、とにかく楽しそうにやっていることだ。悲壮さや頑張りは全く感じられない。これが男のダイエットには必要である。

朝食時の規則正しい運動なら、男が少し努力すれば続けられる。昼の愛妻弁当は奥さんの協力で可能になる。コンビニで野菜中心のメニューを買うのもいいが、弁当の持参だと続けやすく、足りないメニューをコンビニで足すぐらいでちょうどいい。

そして夜は、残業して外食し、ご飯だけ抜いて、ある程度自分の好きなものを食べる。この「ベストミックス」なら、確かに長続きするし、無理なく続けられるだろう。

その結果、ダイエットは楽しく、快感になってくる。確かにダイエットは上手く成功すると、楽しいし、快感なのである。

しかも、毎食少しずつ工夫することで、ジワリジワリと身体に効いてくる。すると、心まで気持

ち良くなる。「ダイエットってこんなに気持ちがいいものなのか」と誰でも思うはずだ。それはまさに高木の言うように、やった人にしか分からない「快感」なのである。この楽しみを高木は妻の協力で会得したのだと桐山は思った。

この「快感」を忘れずに「もっともっと」と願っているうち、ダイエット最大の敵である「リバウンド」も入り込むスキがなくなる。

一方、何かを無理して、頑張ってダイエットすると必ず、「反動」が起こる。無理は絶対禁物である。人間は本当に気持ちの良いものでないと続けられない。何かを無理していると、ある日急に続けることが苦しくなってくるのだ。

「生活時間帯」を味方につける

もうひとつ、高木が成功したポイントは、自分の「生活時間帯」にあえて逆らわなかったことである。

編集者の高木にとって夜、編集作業で遅くなるのに対し、自由になるのが朝だった。朝は一般サラリーマンと違って、6時、7時に出勤する必要はなく、午前10時か11時に出ればいい。この自由になる朝の時間帯を有効活用し、高木は朝起きた時間を利用して、定期的な筋トレを行なった。

そして、朝、運動したアドバンテージで、糖質制限をゆるめ、ご飯1杯軽く食べる。

ポイントとなるのが昼食だが、ある意味、時間がなく、最も自由にならないこの時間を高木は「愛妻弁当」による野菜中心の食事で乗り切っている。そして夜は外食中心で奥さんの負担を軽減している。

このように高木のダイエットは、編集者としての「生活時間帯」を利用し、運動、カロリー制限、そして糖質制限ダイエットの要素を取り入れた極めて無理なく続けられるものになっている。3食全てと「生活時間帯」が上手く組み合わさり、そのうちどれが欠けてもダメなようになっている。

逆に朝の出勤時が忙しい人は、朝食をパターン化し、簡略化し、昼休みに野菜中心の食事を摂る。昼休みに自由な時間が取れなければ、コンビニで野菜中心の食事を選ぶ……。という具合に少しの工夫で、自分の「生活時間帯」のマイナス要因を取り除いていく。そして夜はしっかり糖質制限する。

こうして、自分の「生活時間帯」に合った無理のない「ダイエット戦略」を立てていくことが「確実に痩せていく」ためのコツなのである。

桐山が「おやじダイエット部」を発足させた目的もそこにある。男たちが秘かに集い、自由な会話を楽しみながら、互いの体験談を語り合うひとときを持つことによって、自分のダイエットのヒントにしたり、刺激に出来る。すなわち、業務や職種が異なれば「生活時間帯」も異なる。当然のことながら家庭環境も違う。

だが、その中で如何にダイエットと健康戦略を立てて、様々な「課題」を乗り越え、見事当初の目標を達成していったかお互いの体験を語り、情報交換し合って語り合い、学ぶのである。

男は「仲間」たちでダイエット体験談を語り合うのもまた「いい刺激」になる。様々な条件を乗り越えて目標を達成した話などを聞くと、男なら「よし、俺もそれを試してみよう」という気になるのだ。

>>> この話で痩せた部員 >>>>>>>>>>>>>>>>>>>>>>>>>>

Oyaji Diet Club
Members
05

氏名｜高橋美彦

職業｜大手光学メーカー技術者

年齢｜58歳

身長｜167センチ

成果｜
91.8キロから半年で81.8キロ。10キロ減

備考｜
糖質制限食を始めた当時は、1日3食奥さんの美江さんの糖質制限料理。次第に自分も調理を手伝うようになり、外食もして息抜き。嫌いだった散歩も試みて急速に糖尿病数値も改善できた。

Oyaji Diet Club
Members
06

氏名｜高木洋彦（仮名）

職業｜経済誌編集長

年齢｜45歳

身長｜172.7センチ

成果｜
82.7キロから1年間で67.6キロへ。15.1キロ減

備考｜
栄養理論に詳しい奥さんが朝食と昼食の愛妻弁当を野菜中心に。夜は編集者の仕事柄、外食が中心となるがシメの炭水化物は摂らない糖質制限食を自分で実践。家庭の負担を減らし、生活時間帯を考慮した「ベストミックス」なダイエット。栄養理論も奥さんが学び、夫はそれに素直に従い、実践するという「婦唱夫随」パターン。この組み合わせも面倒なことが嫌いな男性には案外うまくいく。

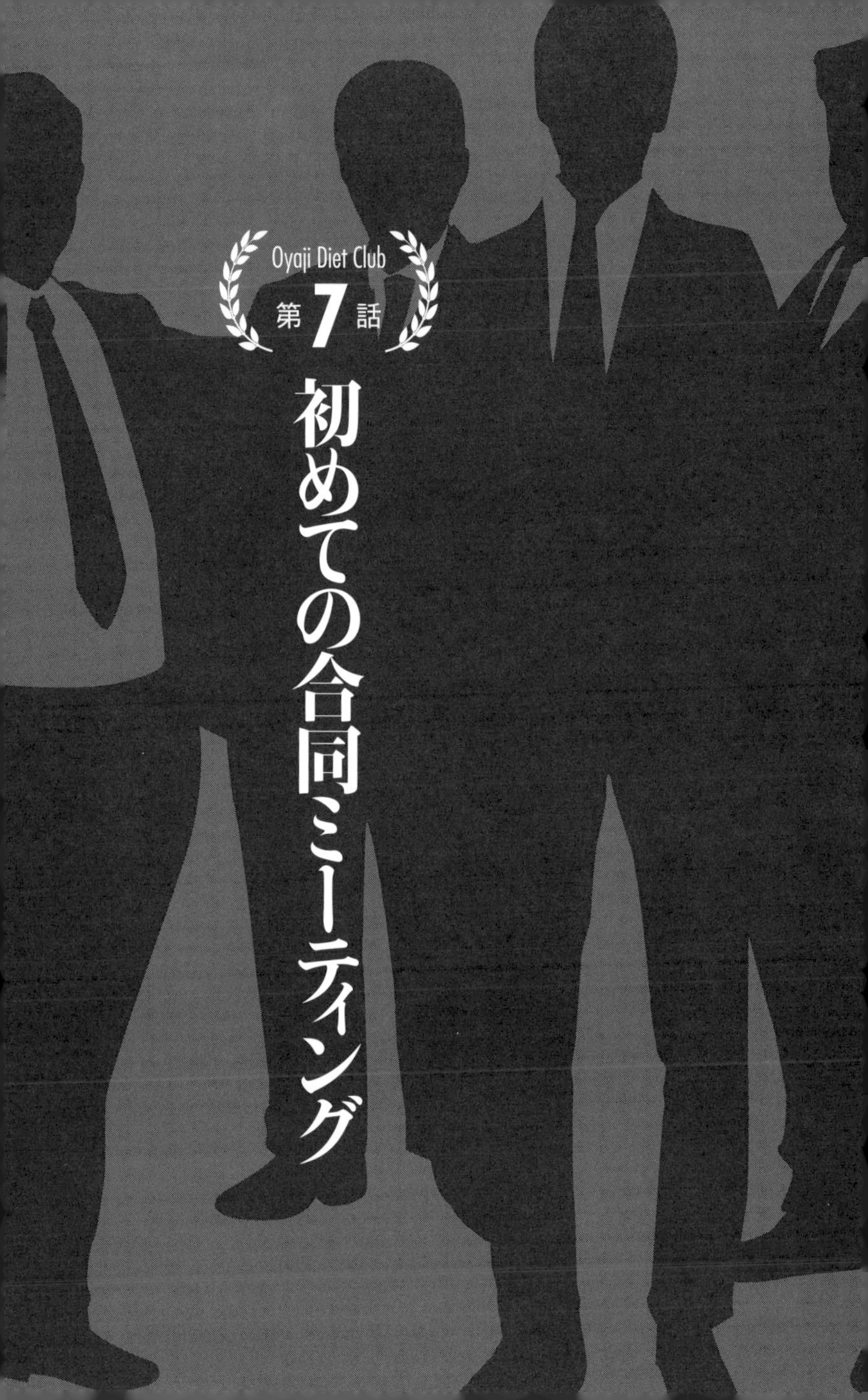

Oyaji Diet Club

第7話

初めての合同ミーティング

こうして次々と太ったおやじたちが、糖質制限ダイエットで痩せていった。その先頭を切った最初に始めた桐山は、糖質制限ダイエットで知り合った「おやじダイエット部」の面々との交流を深めるために、「糖質制限仲間」の定期的な集まりを企画することにした。

こういう場合に頼りになるのが、ギリークラブを主宰する渡辺幸裕だった。

桐山は渡辺に電話で相談を持ちかけた。

「江部先生との集まりから、糖質制限を実践し、見事に体重を減らした男たちが私の周りに続々と増えてきました。このおやじたちを集めてどこかでパーティやりたいんですが」

「お、いいですね。やりましょう。ギリークラブですぐ呼び掛けますよ」

「まず最初は小ぢんまりとやりましょう。会場は、私が常宿にしている日本橋蛎殻町のロイヤルパークホテルが地階のバーの別室を貸してくれます。そこで20人くらい集めては」

「それがいい。あまり堅苦しくなく、ホテルのバーに集まって、オシャレに糖質制限を楽しむという雰囲気がいいですよ」

「ロイヤルパークホテルのメンバーは、カクテルコンテストで優勝したバーテンダーもいますから、糖質制限カクテルを2～3種類飲んでもらう試飲会形式にしましょう」

「そうすると、あまり会費を高く設定しなくてもいいですね」

「とにかく、皆で集まって楽しくやることが大事です。さっそく準備しましょう」

こうして「第1回糖質制限カクテルの夕べ」が幕を開けた。

この日集まったのは、マスコミ関係者も含め、約30名。急ごしらえにしては上々の集まり具合である。

メンバーには、ホテルマンの太田や久津、そして光学メーカー技術者の高橋の姿も見える。桐山に糖質制限のムックを送ってくれた食雑誌の編集長も忙しい合間を縫って駆けつけてきてくれた。

冒頭、桐山がこの1年の体験談を語り、太田、久津、高橋ら「糖質制限・おやじダイエット部員」を次々と紹介し、自分のダイエット体験を語ってもらった。

太田が35キロ、久津が38キロ痩せたと語ると、「ワー、凄《すご》い」と会場から拍手が湧いた。出席した女性たちも「信じられない」、「2人で73キロ。その分のお肉何処《どこ》へ行ったのかしら」などと笑い転げる。あっという間に前半のスピーチ・タイムは終わった。司会の渡辺が言う。

「ええ。皆さんダイエットの話だけで、こんなに盛り上がって、力が入ったトークになるなんて面白いですね。では、ここからロイヤルパークホテルのバーテンダーが開発した糖質制限カクテルを2種類お楽しみいただきます」

会場の視線をあびてチーフバーテンダーがやや緊張した面持ちでシェイクし、カクテルの解説を行なった後、同時に30人近い参加者に一斉にカクテルの入ったグラスが配られた。

ホテルのバーで飲む「糖質制限カクテル」は、最後のシメによい。あっという間に時間は過ぎた。

「いやいや、今日は盛り上がりましたね。またこういう集いをもっとやりましょう」

ギリークラブ主宰の渡辺が上機嫌で言った。

ホテルのバーでおやじが集まって、ダイエット話に花を咲かせる。桐山が夢に見ていた集まりがささやかながら、糖質制限を実践した仲間たちの参加でようやく実現した。

その夜、宿泊するロイヤルパークホテルの客室で桐山は、久々にいい一夜を過ごせたと満足しながら眠りについた。


そのうち、「おやじダイエット部」の面々から、更に規模を拡大した集まりを開いてはという声が高まった。そこで第2回会合として、都心のホテルでセミナーと糖質制限体験者のトークショー、そしてその後にホテルのレストランで名物メニューと高級ワインの試食と試飲会を行なうことにした。

通常の「おやじダイエット部」より規模を拡大し、大勢の人数を集めるなら、場所は都心の集まりやすい場所がいい。桐山はホテルマンの太田の協力も得て、永田町にある「ザ・キャピトルホテル東急」で第2回の集まりを開いた。

当日は、管理栄養士大柳珠美による「糖質制限セミナー」が開かれ、ここで糖質制限食理論を学んだ上で、糖質制限食のコンセプトに合致したディナーを食べ、ワインを飲むことにした。

平日の午後から開催ということもあって果たしてどれだけの参加者があるか案じられたが、結局マスコミ関係者を含め大勢の人々が集まり、糖質制限食に対する関心の高まりをうかがわせた。大柳が「糖質制限食」のメリットについて、慣れた口調で専門家の立場から講演すると、会場から熱心な質問が相次いだ。

続いて休憩の後、桐山、太田、早川の３人合わせて「70キロ減トリオ」が壇上の椅子に腰掛けた。さながら「３大テノール」ならぬ「３大ダイエッター」である。桐山を皮切りにそれぞれが自身の糖質制限体験を熱っぽく語った。当日、残念ながら久津は出張のため参加できなかったが、38キロ減の彼が参加していれば「１０８キロカルテット」となったはずである。

トークショーの後、質疑応答時間となった。その時、突然、中ほどに座っていた男が手を挙げた。日本を代表する飲料メーカーの系列会社で人事部長を務める斉藤恒存だった。斉藤は、立ち上がるなり、こう言った。

「質問というわけではないですが、３人の方々のダイエット体験を伺っていて、私、決心いたしました。今日、この瞬間から糖質制限ダイエットを始めます。会場の皆さんの前でこう宣言すれば、やらなければならなくなる。そういう状況に自分を追い込んでみようと思うんです」

「いいぞ。頑張れ」

会場のあちこちから大きな拍手と歓声が沸き起こった。照れたような顔で椅子に腰掛ける斉藤の姿を壇上で見ながら「また一人、『おやじダイエット部』のメンバーが増えたな」と桐山は思うのだった。

東京では、その後も「おやじダイエット部」の例会は続けられている。

桐山は、こうした「おやじダイエット部」の活動を報告しようと、再び監督の江部の許《もと》を訪ね、京都・高雄病院を訪れた。

「江部先生、おかげさまで『おやじダイエット部』に、おやじたちが続々と入会し、糖質制限ダイエットを実践して、20キロ減、30キロ減を記録しています」

「そうか。それはよかった。前にも言ったように、皆でサポートグループを結成することが、ダイエットしようというモチベーションのアップに継《つな》がりますな」

「先生、これは一種の食の革命ですね。私自身も、糖質制限食を2年間続けて、最近ようやく、この食事療法の意味が分かってきました。これは決して特別な食事ではない。むしろ、人間が本来摂るべき、極めてバランスのいい食事のあり方なんですね」

「そう。とにかく一番大事なことは、自分の頭で考えることや。医者は神様じゃない。医者の言っていることを聞くだけでは、糖尿病や肥満は治らない。患者が自分で考え、自己管理を始めること。それが大事なんや」

哲学者のような風貌の江部は、そう言う。

男たちが集まって「おやじダイエット部」を結成し、互いに励ましながら糖質制限ダイエットを続けていく。それはいい。しかし、最も重要なことは、ただおやじたちが集まることではない。あくまで自分自身の食生活や健康を自分自身で振り返り、自己管理していく。そうした自分が自分の身体の「主人公」となって、健康を管理していく。医者まかせ、奥さんまかせではダメで、自分で健康に詳しくなり、最新の健康知識を手に入れ、それを実践することなのだ。

「例えば、傷口を治すのに従来のイソジンで消毒してガーゼで覆うのとは、全く逆の湿潤療法という治療法が今、注目を集めてます。これまでの常識だったことを、自分の頭で一度、疑ってみるということは最も大事なことなんや。糖質制限食によるダイエットもこれと同じことで、従来の常識に捉われずにものを考えた結果、人間にとって本来正しい食のあり方が見えてくる」

監督の江部にそう言われて、桐山はハタと気付いたことがあった。

「糖質制限ダイエット」を2年間続けて、桐山の中で何かが大きく変わった。それは、人間が持つ本来の「野性味」、「自然な健康観」のようなものを取り戻したことである。

若くて痩せていた頃には、確かにそうしたものが自分の身体や精神には備わっていた。ところがいわゆる「中年太り」になってからは、次第にそうしたものが失われていた。

それにもかかわらず、食事のたびにドカ食いをし、絶えず「満腹」を求める。食欲のみならず、仕事上でもそうした面があった。

いわゆる、ガツガツと大食いし、ドカ食いするブタだったのだ。そして、食べて太っていないと何故か不安で落ち着かないという、精神的な鬱《うつ》状態にも陥っていた。

鏡を見て、自分のポッチャリと出たお腹をシゲシゲと眺めながら、そんな自分に愛想を尽かす。中年になって、何故かそうした憂鬱な日々が続いていた。

若者時代のような、飛びはねるような野性味がいつしか欠け、ダラダラ歩きでもいい。そう思うような「おじさん」になっていた。「それらは全て、炭水化物の食べ過ぎなんや。糖質制限食を続けていると、以前ほど、食事を沢山《たくさん》食べたくなくなったことに気付かない。肉と魚、そして野菜か果物を食べていれば、人は本来、充分満足できる。それが食の原点や。人類が精製された炭水化物などの糖質を大量に摂るようになったのは、せいぜいこの1万年前。それ以来の本来の食べ物は、肉や魚、そして木の実だったんだよ。牛や鳥も同じ自然の草を食べて育ってる。人間だけだよ、精製された炭水化物を食べて生きているのは」と江部監督は言う。

現代は、その炭水化物が日常的に食べられる環境にある。この結果、本来食べなくとも済む「食欲」までが刺激され、おやじたちはいつしかブタのように太ってしまっていたのである。

「糖質制限ダイエット」を始めると、主食類は摂れなくなる。だが、この結果、人間が本来持っている「野性」を取り戻すのだ。

ライオンがいい例だ。ライオンは、腹が減っている時しかエサとなる動物類を襲わない。腹が満ち足りている時は、近くをシカが通っても食欲を見せない。こうして「高貴な野性」を維持しているのだ。

それに比べて、以前の桐山はまさにブタだった。美食作家と称してエサとして与えられる穀物類を限りなく食べ、その結果、ブクブクと太って草原も歩けないような身体つきになっていた。

その姿から「糖質制限食」を行なうことで、桐山は本来の自身を取り戻した。すなわち「高貴な野性」が目覚め、身体のみならず、精神まで若さを取り戻したのだ。

そして再び「飼われたブタ」に戻らず、ライオンのような「高貴な野性」を維持しつつ、肉体、精神ともに元気なおやじで生きて行こうと思ったのである。

これからは本当に腹が減ったら、目の前の仕事にもプライドなしで飛び込む。しかし、腹が満ちている限りは、無駄な仕事はしない。それでこそおやじのおやじたる価値がある。

おやじとなった桐山は、いつしか「草食動物」となり、草原の中で他の猛獣に食い殺される運命にあったのかもしれない。しかし、江部監督の指導の下、再び「野性」を取り戻し、「シニア」という草原を自在に駆け回り始めたのだ。

それはまさに「糖質制限食ダイエット」が起こした「奇跡」だった。足すのではない、糖質を引くことによって、こうした「奇跡」が現実になるのである。

糖質制限食について語り合う会は江部康二・高雄病院理事長のお膝元、京都でも行なわれている。

桐山が誘われて参加したのが、京都市内の北部、下鴨北野々神町にある「和牛焼肉南山」での京都「糖質オフグルメ」研究会だ。「南山」の女性社長、楠本貞愛さんは、江部医師の本と出会って糖質制限食を知り、店で出す肉料理中心の食事ならそれにピッタリと牛肉を食べまくった結果、糖質制限では痩せにくい女性でありながら12キロ減を達成した。

その後、楠本社長は江部医師とのコラボ企画で、独自の糖質制限「焼肉健康1週間プログラム」を開発。20代~80代の男女15人をモニターにして、昼食と夕食に焼肉健康ダイエットメニューを試食してもらい、うち10人が1週間で最高5キロの減量に成功するなど、糖質制限メニューの開発と普及に力を入れている。

同店は、巻末に紹介する東京・六本木の「ボタニカ」と共に「糖質制限食仲間」が数多く訪れる店で、監督の江部もよく顔を出しているという。「南山」には「糖質オフ焼肉セットメニュー」として和牛焼肉セットのほか、焼きしゃぶセット、和牛ステーキセットなどのメニューがあり、アラカルトとして、豆腐麺を使った肉味噌麺やテール麺、鍋焼きビビンバ、九条ねぎとおあげのパジョンなどもある。また糖質を制限した自然派甘味料「ラカントSカロリーオフ」を使った特製スイーツ類まで用意している。

京都「糖質オフグルメ」研究会の会場となる京都・北山通り沿いの「南山はなれ」4階にある会議室には、30名を超える参加者が集まっていた。若い女性の姿も見受けられるが、大半は中高年の男性でおやじたちの関心の高さをうかがわせる。中には国際観光都市らしく外国人男性の姿も見られた。

楠本社長の挨拶の後、江部医師が理事長を務める財団法人高雄病院の新井哲也広報部長が壇上に立ち、糖質制限食の理論や人体のエネルギーシステム、糖質制限のやり方、主食の糖質量などについてプレゼンテーションをした。

会場から驚きの声が挙がったのは「角砂糖の糖質量は1個で約11グラム。これに対し、白米ご飯1膳（150グラム）で糖質量は51・3グラム。つまりご飯1杯食べると角砂糖5個分を食べる計算になります」と説明された時だ。

シナモンロール、チョコレート、クッキー類、コーラ類、アイスクリームといった糖質量が多い食品の前に角砂糖をその糖質分積んだ写真が映されると、声にならないタメ息が漏れた。その後、場所を宴会場に移して、焼肉中心の糖質制限メニューの試食会が開かれた。

当日の「糖質制限メニュー」は前菜3種に、焼肉の各部位が次々と出てきて、「南山」の特製サラダ、具にコンニャク米を使った特製カルビクッパまで出てきた。

こんなに肉を食べて、しかも痩せられるのかと参加者は驚きの声を挙げた。食事後、セミナーの参加者が糖質制限で20キロ痩せたという噂を聞きつけ、次々と桐山のテーブルを訪れた。

創業100年以上の歴史を誇る下鴨の老舗ハンバーグ専門店の会長も「私も実際に自分でやってみて、まず10キロ以上痩せてみます」と宣言して帰っていった。同社の会長とは前回の「南山」で開かれた牛肉食べ比べの会で同じテーブルになった。その際、桐山が糖質制限食を勧めたので、わざわざこのセミナーに参加してきたのだった。

感動的だったのは、尼崎に住むという若手のパン職人の男性だった。彼は桐山の許を訪れ、「私、糖質制限食の伝道師になります」と宣言した。

この男性は、糖尿病とその合併症で、眼の網膜にも障害が出てきたところを、糖質制限食を始めて、見事健康を取り戻したそうである。

パン職人だけあって、自ら糖質制限パンの開発を進めるほか、オカラを使った握り寿司など、自分が糖質制限では食べられない糖質の高い料理を全て、自分で工夫し、うどんでもラーメンでも糖質制限で作って食べている。その写真をテーブル上に並べられると、（ここまでして普通の食事を食べたいんだ。しかも皆、すべて糖質制限の材料で作られている。その苦労や恐るべし）と桐山は彼の並々ならぬ努力に頭を下げざるを得なかった。

「でも、ダイエット出来たからといって我々糖尿病患者はまだ安心できない。本当に怖いのは合併症であり、その注意も先生の本で呼びかけて下さい」と言ってこのパン職人は帰っていった。

帰り際、桐山は「これからも糖質制限で頑張っていきましょう」と握手した。「南山」の楠本社長は、「糖質制限・おやじダイエット部」の例会を京都でも開催したいと語る。

このように「糖質制限・おやじダイエット部」に加入する男たちは続々増えている。その平均体重減少量22キロ。それも殆《ほと》んどの人が半年から1年という極めて短期間で達成した糖質制限の「猛者」ばかりだ。

彼らはこの「食の革命」が自身の身体に引き起こした「奇跡」を身をもって知っている。そしてそれを小さなきっかけから実行した自分の「運の良さ」も知っている。しかし、彼らの「肥満」との戦いはまだ始まったばかりだ。一度痩せた「快感」を手にした男たちはそれを失いたくない。そのために、今後定期的に開かれる「おやじダイエット部」に集まり、楽しく糖質制限していくことになる。こうして「おやじダイエット部」は更に拡大と進化を続けていくのであった。

エピローグ 「糖質制限食」、是か非か——反対派との白熱のディベート合戦

糖質制限食に対するおやじたちの関心の高まりを受けて、提唱者である江部康二医師の糖質制限に関する様々な著書がロングセラーを記録している。女性誌でも低糖質ダイエットの特集が組まれるようになった。その一方でブーム化する糖質制限食に対する批判の声も高まってきた。一部の週刊誌では「『低糖質ダイエット』で、ちょっとクサいバカになる⁉」という失礼な記事まで載るようになった。

マスコミによくありがちな報道パターンだが、糖質制限食で「息がクサくなり、頭がバカになる」とまで言われてしまっては、多くの「健康仲間」に「ダイエット部」に入会してもらった立場としては、申し訳ない。そこでキャプテンの桐山は「おやじダイエット部」を代表して、月刊誌に次のような「反論」を書いた。

「『糖質制限食』への批判としてよく言われるのは、脳がエネルギー源として使えるのはブドウ糖のみだから、食事で糖質を摂らないと脳にエネルギーが行かなくなり、その結果脳が働かなくなってバカになるという指摘だ。

だが、それは間違っている。糖質制限食を始めてからは、逆に仕事への集中力と持続力が高まり、いくら本を書いても疲れなくなった。むしろ『糖質制限食を始めた結果、以前より直観力も冴《さ》えて、賢くなった』と自分自身では思っている。

何故、こういう状況が起こったのか。

実は、糖質制限食を行なっても、脳の栄養となるブドウ糖が不足することにはならない。人体には血糖値が一定以上に低くなると、肝臓でアミノ酸や脂質の代謝産物であるグリセロールや乳酸からブドウ糖が作られて血糖値を維持する働きがある。これを『糖新生《とうしんせい》』と呼ぶ。しかも脳には食事から糖質を摂らなくとも、正常な血糖値において、他の器官に対して、優先的にブドウ糖を利用できるという働きがある。

これによって、脳は働くのに必要なブドウ糖を確保できるようになっている。

食事で糖質を摂らないと脳が働かなくなるという批判は、糖質制限で摂る糖質がゼロだと規定して議論している。だが、実際には食事から摂取する糖質がゼロなどということは現実的には有り得ない。糖質制限食を続けていると誰でも分かることだが、糖質が少ないと言われる野菜でも、ある程度の糖質は含まれており、決してゼロではない。むしろ、摂り過ぎている炭水化物の摂取量を抑えることの方が『糖質制限食』の本来の目的なのだ。

従って、糖質制限食を実行することで、脳で使うブドウ糖が不足することはなく、むしろ糖質制限食の実践によって、高血糖状態が改善され、血糖値が安定的に維持されるという『効果』ももたらされるのである。

また、『息がクサくなる』というのは、『糖質制限食』の初期の段階で血中ケトン体が上昇し、尿中や呼気中に排泄《はいせつ》されることがある。その時、人によっては甘酢っぱいようなアセトン臭が尿や呼気の中に出ることがある。これが呼気のクサいとされる原因と思われるが、通常1～3ヵ月で臭いは消える。身体がどんどんケトン体を利用することで、腎臓の再吸収もよくなって、尿中や呼気中に排泄されなくなるためだ」

反響は思ったより大きく、桐山が全国の現役医師から支持する声が桐山の許《もと》に次々と寄せられた。ところが肝心の医学界ではこれを無視している。そこでとうとう糖質制限の提唱者で「おやじダイエット部」の監督である江部康二医師自身が反対派の医師と直接ディベートを行なうことになった。

場所は、京都・宝ヶ池の国立京都国際会館である。ここを会場とする「第15回日本病態栄養学会年次学術集会」で、「糖尿病治療に低炭水化物食は是か非か」として公開討論会を行なうのである。「是」側の代表は、江部康二医師。「非」側の代表は、高輪メディカルクリニック、東海大学抗加齢ドックの久保明医師だった。座長は、日本の糖尿病研究の第一人者である東京大学糖尿病・代謝内科の門脇孝教授が務めた。

当日、ディベートの会場となった京都・宝ヶ池の国立京都国際会館には、用意された700席の会場に入りきれず、立ち見が約300人も出る始末。会場に入れず溢《あふ》れ出る人でドアは開け放ちとなり、外に用意されたモニター・テレビにも約200人が見入るほどの盛況となった。

討議が始まる前から、会場の熱気は凄《すさ》まじかった。座長の門脇教授も参加者に対し「あくまでディベートであり、勝ち負けを決めるものではないため、冷静に議論して欲しい」と壇上から冷静な対応を呼び掛けた。

壇上の江部は、最前列に「おやじダイエット部代表」として東京から駆けつけた桐山の姿を見かけると、「よう」という表情で手を振った。

公開討論を前にしてなんとも余裕ある表情である。やがてディベートが始まった。

まず江部医師は糖質制限食「是」側の立場からニューイングランドジャーナル、JAMA（A to Z study）などの資料や、「低炭水化物食」と「低脂質・低カロリー食」を比較したRCT論文を紹介。自らが経営する京都・高雄病院での治療症例も4例紹介した。アメリカの糖尿病治療の第一人者であるバーンスタイン博士の論文も合わせて会場の参加者に分かりやすく紹介した。

江部医師が理事長を務める京都・高雄病院では、これまでに約600名の入院患者に対し、従来の糖尿病食と糖質制限食の効果を比較。血糖の日内変動調査も実施している。この結果を元に糖質制限食の効果を証明した。これに対して、説明を聴いた医師からも、大変分かりやすかったとの声が挙がった。

一方、「非」側の久保医師は冒頭から「私も効果そのものは否定しない」という糖質制限食の効果を認めるような発言をし、問題としてはそれを長期的に続けた場合、「動脈硬化が生じる可能性がある」、「動物性脂肪・タンパク質の摂取が多いとガンが増える」といった不安要因のみだと言う。

これに対し、江部医師は「非」側がスライドで紹介した論文は、英国砂糖局がスポンサーの一つである『Ｄｉａｂｅｔｅｓ』という医学雑誌のもので「冒頭の要約には動脈硬化が生じるように書いてあるが、本文をよく読むと有意差は出ておらず、悪化はない。エビデンスレベルも低い」と反論した。

更に「ガンが増えるのでは」という「非」側の指摘にも「高糖質食と中糖質食を比較した論文で、糖質制限食と比較した論文ではない」と鋭く指摘した。

「さすがは江部監督」と桐山は思った。

これに対し、会場に集まった医師や管理栄養士から質問が出た。

特に「非」側の質問者からは、「糖質制限食を続けると、細かなことにこだわり、性格が悪くなるともいわれていますが」という意地悪な質問も出た。それに対して逆に会場にいた女性が挙手し、「江部医師とは、長くおつき合いさせていただいているが、私の知る限り決してそんな方ではありません」と応援するエールを送った。

一種の緊迫した状況の中で続いたディベートで、「非」側に立った久保医師は「スタッフが江部先生の糖質制限食の講演を聴いたことがあり、良いお話でしたと報告を受けました」と途中で江部の人柄を認める発言をするなど、むしろ糖質制限派に気を配った発言をしていた。

桐山の聞く限りではディベートは、「是」側の完勝に終わった。

江部医師も嬉しかったのか自身のブログで当日「今日は今から心地よい赤ワインをあけるとしましょう」と完勝宣言を行なっている。そして「非」側の久保医師にも「短期的には糖質制限食の効果は認めておられたので、糖質制限食賛成派になっていただけるかもしれないと思いました。とても有意義なディベートセッションでした」とエールを送るほどの余裕だった。

会場を後にしながら桐山は考えた。もし自分があの時、糖質制限食に出会っていなかったら、東京から冬の京都まで来て、宝ヶ池にある国際会館を歩いていないはずだ。

そして、江部康二という医師の存在すら知らなかったことだろう。そう考えると、自分が一度は糖尿病になって倒れ、糖質制限ダイエットを始めて、またたく間に20キロ痩せたこと、更にダイエットした仲間たちを集めて「おやじダイエット部」を結成したというのも自分で考える以上に、何かの不思議な「運命」であり「奇跡」のような気がする。

「帰ったら、おやじダイエット部を開催し、師範の素晴らしい勝利の姿をメンバーたちに伝えよう！」

と思いながら桐山は、冷え冷えとした冬の京都を後にするのだった。

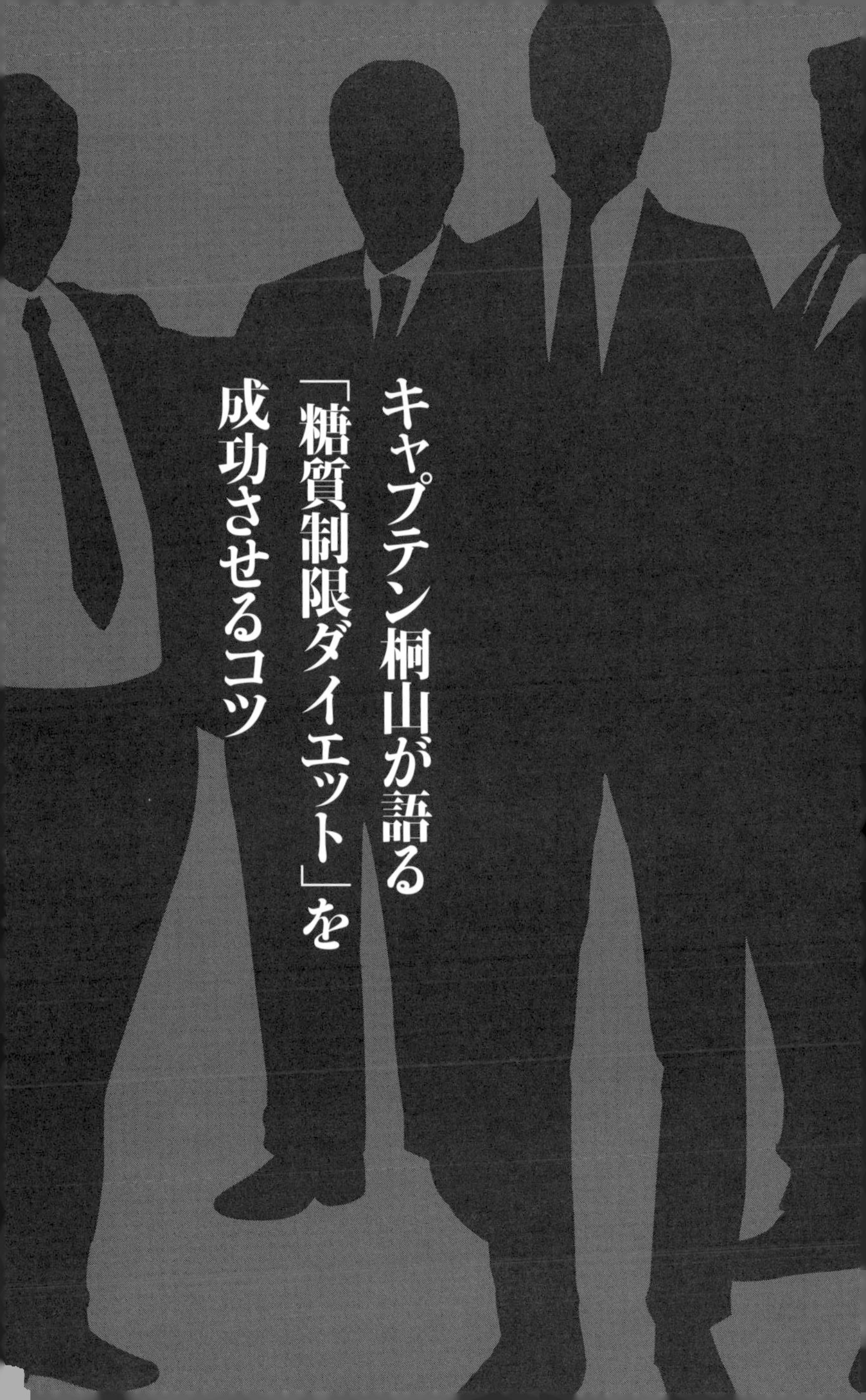

キャプテン桐山が語る「糖質制限ダイエット」を成功させるコツ

夕食でしっかり糖質を制限する

「糖質制限ダイエット」を行なう上で重要なポイントとなるのが夜である。

夜に糖質制限を行なうのは、糖質制限食の提唱者、江部康二医師が勧める3つの糖質制限法、スーパー糖質制限（朝、昼、夜の1日3食制限）、スタンダード糖質制限（夜を糖質制限するほかに、朝か昼のうちどちらかを糖質制限する）、プチ糖質制限（夜のみ糖質制限する）のうち、全ての糖質制限が夜に行なわれていることでも、その重要性が分かるだろう。

夜に糖質を大量に含んだ食事を摂ると、痩せるために次のアドバンテージが失われてしまう。

①体脂肪を分解、燃焼させる働きが、肥満ホルモンであるインスリンの大量分泌で妨害される。

②糖質を摂ったために大量分泌されたインスリンが、睡眠などで運動量が少なくなる夜に、使われずに余った血糖（ブドウ糖）を体脂肪として蓄積させる。

③朝や昼に糖質制限を行ない、糖が入って来ないために肝臓などで行なわれるブドウ糖を作る機能（糖新生）で痩せ始めたのに、夜、糖質を摂るとそれらの効果が失われてしまう。

要するに、夜は昼間動いた結果、疲労した人間が身体に蓄えていた体脂肪を分解し、燃焼させる貴重な時間だ。せっかく痩せる方向に身体が向かった、脂肪を燃やすその時に、シメと称してラーメンやおにぎりなどで糖質を摂るために、身体が痩せるのをやめるだけでなく、摂った糖質を睡眠時に使わないから余計に太るわけである。

逆に、夜だけでも「糖質制限」（プチ糖質制限）すると、朝と昼、糖質を含む食品を食べても、夜に貯《た》まった体脂肪を分解、燃焼してくれるため、それ以上太ることはない。しかも、朝、昼としっかり栄養バランスを取った食事をすれば、代謝機能も高まり、むしろ痩せやすくなる。

すなわち、「夜」の過ごし方が「糖質制限ダイエット」を成功させるかどうかの鍵になる。

夕食に守るべきは、次のポイントである。

①シメを食べない。

「糖質制限ダイエット」にとって、最悪の禁忌（タブー）は、夜、遅くまで飲んだ後のシメである。大抵、ラーメンやそばなどの麺類、これに餃子などの点心類が加わる。

こうして夜遅く糖質を大量に摂って帰宅すると、働いた疲れ、通勤の負担に加えて、摂ったばかりの大量の糖質によって、血糖値が急上昇し、「肥満ホルモン」のインスリンが大量分泌され、血糖値が下がることによって眠くなる。そのまま朝までグッスリと寝て、運動しないために、分泌されたインスリンは消費されずに体脂肪として蓄えられる。

だから太るのだ。

これを避けるために、夜遅くシメで炭水化物を摂ることは厳禁である。

極端な話、夜だけ糖質制限ダイエットしていれば痩せる効果は必ず出てくる。

②夜は、居酒屋に行く。

例えば高級な和食は、食材を調理する際に砂糖を多く使っていることが多いので、糖質制限ダイエット的には注意が必要だ。特に高級和食店に行くと美味しい代りに隠し味として砂糖が大量に使われており、見た目以上に糖質が高くなる。

先付、煮物、蒸し物、酢の物、和え物には砂糖が使われている。また、てんぷらの衣も食べ過ぎないこと。煮魚や煮物には、ツユをなるべくつけないなど食べ方にも注意が必要だ。

その点、おかずの種類が豊富で、味付けもシンプルな居酒屋では糖質過多を心配する必要はない。ここで刺身、焼き魚、地鶏の串焼き、冷奴、ゴーヤチャンプルという、糖質制限メニューを普段より1品多く頼み、その代りにシメの主食は食べないようにする。

③分食で夕食の負担を軽くする。

昼の12時にランチを食べたとして、残業などで夕食が遅くなると、夜9時頃食べたりする。その間、9時間。次の食事まで時間が空くほど空腹感が強まり、食欲のコントロールが効きにくくなる。そして、仕事を終えた解放感も手伝って、一気にドカ食いし、すぐ寝ると糖質が消費されずに、脂肪として貯まる。

これを防ぐには、夕方4時から6時の間に、仕事の様子を見ながら、近くのコンビニなどで野菜サラダやハム、チーズなどを買い、前菜代わりに分食しておくこと。そして、仕事が終わってからの食事は、メインを中心に軽く済ませることだ。

④一次会で終え、1駅歩いて帰宅する。

痩せるために最も良いのは、夕食後の運動である。自宅なら、帰宅後早めに夕食を摂り、その後、1時間ほど家の周囲を散歩するだけでもかなり効果がある。

会食の場合は、一次会で切り上げて、普段より1駅先の駅まで歩いて、運動するのもいい方法である。

⑤お酒のツマミとして食べる。

飲酒を禁止している従来の「カロリー制限」に比べると、糖質制限ダイエットでは焼酎やウィスキーなどの蒸留酒、糖質ゼロの発泡酒、糖質ゼロの日本酒は飲んでも問題なし。辛口なら赤、白のワインも1杯程度なら大丈夫だし、ブランデー、ジン、ウォッカなどもいける。

こうしたお酒のツマミとして、様々な種類のおかずをツマミとして食べ、それで食欲を満たすのもコツである。

夜、主食抜きでどうしてもお腹が空く場合は、糖質の上がりにくい6Pチーズなどのチーズ類、ナッツ類で補うとよい。

⑥レパートリーの不足は、調理法や味付けを変える。

糖質制限ダイエットで、意外に苦労するのは、主食を食べずに肉や魚中心の食事を摂るため、どうしてもレパートリーが減ってくることだ。そのためには、焼き魚でも魚の種類を変えたり、肉類などはタレを工夫する。また香辛料を加えて調理するなど味に変化をつけることである。

便利なのは鍋料理で、白身魚や肉、豆腐、野菜、がんもどきなどを入れて食べる。

但《ただ》し、ポン酢とかしゃぶしゃぶのタレは、糖質の多いものが多いので、つける時は少量にしたい。家で食べる場合は、糖質の少ないポン酢を宅配しているので、その銘柄を選ぶ。

「朝食メニュー」は、決めておく

こうして「糖質制限ダイエット」最大の難関である「夕食」のハードルを越えると、寝ている夜の間に、代謝が促進され、体脂肪が燃焼して、朝起きて体重を測るとダイエットを始めた頃は、毎日1〜2キロは痩せていることになる。

その「成果」を確認するためにも、毎朝起きたらすぐ体重計に乗り、自分の体重を記録しておきたい。

ダイエット中は毎日の体重を記録しておこう。いわゆるレコーディング・ダイエットは、糖質制限でも非常に有効だ。体重が増えていた場合、前日に食べた食品がいけなかったなどと反省し、体重減少の効果が出る食材に切り替えていく。こうすることで、急激な体重の増加が防げるはずである。

朝食から色々な糖質制限メニューを工夫すると、夕食に材料やレパートリーが不足し、同じような内容になってしまうので、朝は出来るだけシンプルに、しかもメニューも決めておいた方がいい。

基本は卵料理とハムかベーコンだ。パンは、糖質の少ないふすまパンで代用する。糖質制限食の場合は、汁物が主食の代りになるので、キャベツ入りのスープなど野菜スープをあらかじめ作っておくとよい。また、季節の果物も少量摂りたい。

前日の夕食を軽く済ました分、翌朝にはどうしてもお腹が空く。そのため朝食の料理は出来る限りシンプルにしておこう。そうすればメニューも決まっているため、糖質制限は比較的やりやすくなる。

お腹が空いて朝、早めに起き、朝食も糖質制限食を食べるというのが最高のパターンである。どうしても朝、ゆっくり食事を摂る時間がない場合は、少し早く出勤して、職場近くの喫茶店やカフェでモーニングセットを頼めばいい。

朝は外食出来る店が少ないので、喫茶店は貴重な存在だ。喫茶店のモーニングセットは、ゆで卵にハムとサラダ、コーヒー、バタートーストである。食べる順番は、最初にサラダをゆっくりと噛んで食べ、次にハム、ゆで卵の順で、トーストはもちろんパスする。

朝食で摂るべきは、野菜とタンパク質、そして出来るだけ温かい食事なので、単品でスープなどがあったら追加注文するとなおよい。

コーヒーに入れる牛乳は、糖質量が100グラムあたり4・8グラムあり、牛乳そのものをゴクゴク飲むのは避けたい。しかしコーヒーに入れるぐらいなら許容範囲である。また生クリームは、3・1グラムと糖質量がより少ないので摂ってもよい。

コーヒーを飲む際、砂糖は厳禁だ。私は糖アルコールのエリスリトールと羅漢果《らかんか》の甘みを使った「ラカントS」や人口甘味料のアスパルテームを使った「パルスイート」の小袋をポケットやカバンにしのばせて使っている。

朝は忙しいので、缶コーヒー1杯という場合もあるが、その際は「無糖」や「砂糖不使用」の表示が入ったブラックコーヒーを選びたい。それ以外は糖質が含まれているので注意が必要だ。特に、液体で飲むと糖質が吸収されやすいため、血糖値が一気に上がり、シャキッとするどころか逆に強烈な眠気や倦怠《けんたい》感に襲われてしまう。

外食の場合、喫茶店と共に早朝から開いていて便利なのが、牛丼チェーンである。最近では、朝食メニューとして焼き魚や生卵、味噌汁、納豆などを用意している。中でも納豆のネバネバは糖質の吸収を遅らせてくれる働きがあり、ナットウキナーゼという成分は、血液をサラサラにしてくれるため、脳梗塞や心筋梗塞の予防にもなる。

この場合も、ご飯は残し、奴などを単品で注文し、納豆を上からかけて、主食代りに食べるといい。

早朝から営業していて、糖質制限ダイエットに最適なのがホテルの朝食ブッフェだ。都市ホテルのみならず、ビジネスホテルでも内容が充実している。

卵料理各種にハム、ソーセージ、ベーコンなども摂れるし、洋食メニューのみならず、和食メニューも味噌汁、納豆、海苔、様々な小鉢類、そしてサラダ・バーで様々な野菜も食べられる。この場合も主食であるご飯やパンを抜いて、おかずを沢山《たくさん》食べる。野菜サラダから始まり、スープ、卵料理、ハムなどを順に食べていく。

注意したいのが、野菜ジュースだ。一見ヘルシーそうだが、実は野菜には糖質の高いものもあり、果物には果糖が含まれている。これらをミキサーにかけることで食物繊維が分解されてしまう。本来、野菜や果物は生のまま食べて噛み、胃腸で吸収するのが一番よい。

市販されている缶入りの野菜ジュースも、加工から時間が経っていて、ビタミンやミネラルが酸化して、効果を発揮できないことが多い。

ホテル・ブッフェでは、気をつけたいのがスープ類だ。ポタージュ・スープにはとろみをつけるためにでんぷんがタップリと使用されているので気をつけたい。

このように、夕食に比べると糖質制限ダイエットをやりやすいように思える朝食も、メニューによっては意外な「落とし穴」が待ち受けている。朝はただでさえ、食べる時間が決められているので、あれこれと迷っているヒマはない。これで充分という糖質制限ダイエットの成功パターンを自分で工夫して決めておき、あとはそれをルーティン的に繰り返せばいい。

より選ぶ時間のない昼は、愛妻弁当かコンビニ食材

食べる時間でいえば、昼食の方が更に余裕はない。外食などでは、混み合う中で仲間と同じメニューを頼まなければいけなかったり、麺類で済ませる場合も出てくる。

そんな時、意外に便利なのは、定食屋のランチ・メニューだ。焼き魚やフライを中心に付け合わせの野菜から食べ、次におかず、小鉢として冷奴などを頼み、ご飯は残す。

麺類は糖質制限ダイエットでは避けたい。意外にダメなのがカレーで、カレールーに小麦粉がタップリ含まれている上に、砂糖が入り、ご飯タップリの上にかけてある。これにカツを乗せてカツカレーにすれば、フライの衣の小麦粉を入れて「糖質三重奏」となってしまう。

時間もメニューも限られる昼食でベストは、野菜を中心とした奥様手作りの「愛妻弁当」だ。これにコンビニなどで野菜サラダを注文し、量やバラエティを工夫する。

「愛妻弁当」を作ってもらえる環境ではないなら、コンビニでサラダ、焼き魚、チーズ、豆乳といったシンプルな「必勝パターン」を覚え、結果が出るまでそれを繰り返してもいい。

「糖質制限ダイエット」成功者の多くは、毎日の食事で細かく「制限項目」をチェックしていると負担が大きいため、朝食や昼食などの忙しい場合は、食べるパターンをあらかじめ2〜3種類から数種類決めておき、生活スタイルをシンプルにして出来る限りそれを続けることである。そうする

と、まず体重が短期間で激減するという「成果」が得られる。

その喜びのために「食欲」が自然に抑えられてしまう。

もちろん、糖質制限ダイエットでは、糖質が少ない食品は、基本的にいくら食べても構わないので、朝と昼に決まったメニューしか食べられない場合は、時間に余裕のある夕食で、あれこれおかずを選ぶ、もしくは、自宅に戻って、奥様の協力の下、糖質の少ない食材と調味料を使った手作り料理で変化をつけていくといい。

家庭の協力、職場の環境、職種、毎日の生活パターン——そういった各人のそれぞれの要素を勘案して独自の「糖質制限ダイエット」パターンを確立することが重要である。

「糖質制限食」提唱者の江部医師は、1日3食が難しければ、2食パターンでもよいとして、自身も昼食と夕食という2食パターンで、朝食は摂らないライフスタイルをとっている。江部医師によると元々、日本人は2食パターンの生活であったと言われており、1日3食が理想と言っても無理して食べる必要はないのだそうだ。

糖質制限ダイエットの考え方では、1日約60〜80グラムの糖質量に制限することが目安となる。

割るから1回当たり20グラムに制限される。江部医師のように朝食を抜いて、1日2食で60〜80グラムの糖質を摂ることも出来る。

1日3食食べて、うまく糖質制限食の選択が出来なくて、糖質を摂ってしまうぐらいなら、抜く方を選ぶ。そのぐらいの弾力的な考え方が必要となる。

ちなみに、江部医師が理事長を務める京都・高雄病院では、糖尿病や肥満が気になる人に「糖質制限食10ヵ条」を作っている。

1、魚貝、肉、豆腐、納豆、チーズなどタンパク質や脂質が主成分の食品はしっかり食べてよい。
2、糖質、特に白パン、白米、麺類及び菓子・白砂糖など精製糖質の摂取は極力控える。
3、やむをえず主食を摂る時は未精製の穀物を少量（玄米、全粒粉のパンなど）摂る。
4、飲料は水・番茶・麦茶・ほうじ茶などのカロリーのないものを摂る。牛乳・果汁は飲まず、成分未調整豆乳はＯＫ。
5、糖質含有量の少ない野菜・海藻・きのこ類は適量ＯＫ。果物は少量にとどめる。
6、オリーブオイルや魚油（ＥＰＡ、ＤＨＡ）は積極的に摂り、リノール酸を減らす。
7、マヨネーズ（砂糖なしのもの）やバターもＯＫ。
8、お酒は蒸留酒（焼酎、ウィスキーなど）はＯＫ。醸造酒（ビール、日本酒など）は控える。
9、間食やおつまみはチーズ類やナッツ類を中心に適量摂る。菓子類、ドライフルーツは不可。
10、出来る限り化学合成添加物の入っていない安全な食品を選ぶ。

この「糖質制限食10ヵ条」を自分自身の生活に当てはめて、最もやりやすくしかも続けやすい「テーラーメード型」の食習慣を体重の増減を確かめながら続けていくのが「糖質制限ダイエット」の要諦だと言える。

いかにして続けるか

「糖質制限食」を始めて、丸2年になる。

私（桐山）の場合、糖尿病はかなり良くなったとはいえ、この病気はしつこいのでまだ油断していない。そのため、基本的には1日3食、もしくは2食の糖質を抜く「スーパー糖質制限」を続けている。監督の江部康二医師は、既に10年前から続けておられるそうだし、作家であり糖尿病の先輩である宮本輝氏も4年以上、糖質制限食を継続されている。

それを続けるコツは、体験上いろいろあるが、次の12項目にまとめてみた。

①決して「無理」をしないこと。

最も大切なことは、決して無理をしないことだ。無理をして続けても、糖質制限は「終わらないマラソンレース」のようなものだから、どこかで補給所を設け、それまでのタイム（体重減）を確認しながら、適当に給水所で給水タイムを取るといい。

つまり、あらかじめ「想定内脱線」を意図しておくのだ。これには、どうしても断れない会食などで、普段食べられない糖質を多く含んだ食事を摂るのが一番いい。つまり「他人のせい」にして、自分が糖質を制限出来なかった言い訳にするのだ。その代り、次の日の2食は必ず「糖質制限食」

にするなど、どこかでキッチリとリカバリーを取り入れておくこと。こうすれば、脱線し過ぎたまま、再び元の路線に戻らないなどということはなくなる。

②「糖質制限」をしていることをあえて宣言する。

食事の好き嫌いではなく、健康のためにあえて「糖質制限」していることを、周囲にそれとなく伝えておく。すると面白いもので、他人に宣言するとどうしてもやらざるを得なくなる。これもいい意味のプレッシャーを自分に与えて糖質制限食を無理なく続けていくいい方法だ。

③あくまで自分自身のやり方を貫く。

他人に糖質制限食を教えてもらっても、それを言われた通りに行なうのは、つまらない。たぶん、長続きもしないはずである。それより、自分ならこうすれば出来るという方法を自分自身で工夫し、オリジナルなアイデアとして実践する。すると結果が出るとすごく気持ちが良く、達成感も得ることが出来る。

④誘われたら、すぐ始めること。

糖質制限食については、ずいぶん多くの方々にその効果を教え、実践することを勧めてきた。だが、やらない人はいくら言ってもやらない。「まあ、そのうち」とか「やっぱり、ご飯が好きだから」、あるいは「かかりつけの医師に禁止されたので」とか「カミさんに反対されたので」——等々の言い訳ばかりする。一方、糖質制限食に成功する人の多くは、即実行する。四の五の言ってないで、教えられたらすぐ始め、次に会う時には「糖質制限食始めて10キロ痩せましたよ」などと嬉しい報告をしてくれる。

糖質制限食は、最初キッチリ行なえば、10日から3週間で必ず「成果」が出る。だから、やる前に、まずは一度実行して、急激に痩せる「愉《たの》しみ」を味わって欲しい。

これを一度体験すれば、あとは何時でも必要な時に再開し、必要な分だけダイエットすればいい。実に簡単なことなのである。

⑤やる以上は、キッチリやる。

よく「糖質制限食をやっているのですが、あまり体重が落ちないんです」と嘆く人がいる。そういう人は、キチンとやっていないか何か糖質の食品を制限出来ずに、ダラダラと続けている人である。だから結果が出ないのだ。もちろん、身体の基礎代謝力が極度に落ちている人の中には、糖質制限食を行なっても結果が出にくい人もいる。しかし、殆《ほと》んどの人がキッチリ実行すれば、間違いなく体重は減るのである。

⑥ゲーム感覚で楽しみながらやる。

糖質制限食を始めて2年余り。現在の私は「趣味は糖質制限食」と広言してはばからないほど、糖質制限食を楽しみながら行なっている。毎日の食事、飲み物で、糖質が多い食品、少ない食品を判別し、糖質の少ないメニューを組み立てる。その結果、思わぬ副産物出てきた。料理でいえば、主食であるご飯やパン類を食べず、おかずを沢山食べるため、味付けの濃い料理は敬遠するようになり、ステーキでも塩、コショウでアッサリとソテーしたものが好みになった。味の好みも変わってきて、本格的に肉が好きになり、より上質な肉を少量でもいいから食べたくなった。

こうした「変化」を楽しみながら続けるのがコツである。

⑦強い酒は控える。

「糖質制限食」で注意すべきは、酒である。

糖質量の多い日本酒やビールを制限するのは当然だが、それ以外、ＯＫとされている焼酎やらウィスキー、ブランデー、赤ワイン類も飲むのは問題ないが、理性をなくすまで飲むと抑えている「糖質」への欲求がふと頭を持ち上げ、帰りがけに厳禁であるシメのラーメンが無性に食べたくなったりする。だから「理性」をなくするまで飲むと、ついタガがはずれ、せっかくの糖質制限効果が無駄になることがあるので、要注意だ。

糖質制限食は、お酒が飲めるからといって酒を飲み過ぎて、肝臓を悪くした大手広告代理店社員も筆者の身近にいる。

酒はＯＫといっても、あくまで限度の問題である。

⑧具体的なダイエット目標値を決める。

糖質制限によるダイエットは、自分で10キロ減、20キロ減、30キロ減という具体的な目標を定め、それを目標にすることが大切である。

私もそうだったが、多くの人たちは糖質制限食を始めると、一度ググッと体重が落ち、そこで一段落する。そこから更に具体的な目標値を定めて糖質制限していくと、一定の体重でピタリと止まり、そこから急激な増減はしなくなる。この状態まで意識して持っていくことが必要だ。

⑨調味料に要注意。

糖質制限食を続けているのに、一向に効果が出ないという場合、意外に落とし穴なのが味付けに使う調味料である。これを糖質オフのポン酢にしたりするなど小さな工夫をするだけでもかなり効果が挙がる。あとは、ご飯、パン、麺類などの「主食」を徹底して控えることだ。

⑩メニューは出来るだけシンプルに。

これは①の「決して無理をしないこと」にも共通するのだが、あまり力を入れ過ぎて糖質制限メニューを家庭で作っていると、家族が疲れたり、料理を続けられなくなったりしてくる。

そこで家で糖質制限する時は、メニューを出来る限りシンプルにし、毎日食べても飽きないものにする。あるいは、外食でホテル・ブッフェを利用するなどして、料理の負担を和らげることが大切だ。私も家にいる時は、週1〜2回、近くの野菜中心のブッフェ・レストランに行き、調理の負担を出来るだけ軽くするようにしている。

⑪新しいファッションで退路を断つ。

糖質制限食で痩せた後は、再びリバウンドしないよう新たに細身の服などを新調し、再び太らぬよう退路を絶つことである。

ファッションも太っている間は着られなかった若々しいものにあえて挑戦して、「痩せた自分」を楽しむことがポイントである。

そして糖質制限を最も長続きさせる方法が、

⑫仲間とお互いの健闘を讃《たた》え合う。

ことである。こうして「糖質制限食」を続けるストレスを適度に発散させていく。

「おやじダイエット部」設立の目的もここにあるのだ。

イメージとしては、英国にある男たちが集まる「クラブ」である。「クラブ」によっては、いまだに女人禁制もある。そんな男たちの集まりで、健康を巡ってワイワイ雑談しながら、日頃の疑問やストレスを解消していく。

そんな姿が「おやじダイエット部」の理想である。

そして、いい音楽を聞き、真に健康に良い食べ物を美味しく食べ、しかも痩せていく。

こうして男たちは、自分の肉体に隠された「若さの遺伝子」を自発的に取り戻すのだ。

◎理論編――「糖質」って何だろう

「糖質制限」とひと口に言うが、そもそも制限すべき「糖質」とは何だろう。これもやや専門的になるが、しっかり理解しておくことが大切だ。

健康増進法による栄養表示基準では、食品から摂る栄養素のうち、通常、タンパク質、脂質、糖質（炭水化物）を「3大栄養素」と呼んでいる。このうち「炭水化物」とは、タンパク質、脂質、灰分（ミネラル分）のいずれにも分類されていないものを示していて、炭水化物から食物繊維を除いたものが「糖質」と呼ばれている。

「糖質」は通常、以下の5種類に分類される。

①単糖類（ブドウ糖、果糖、ガラクトースなど）

②二糖類（ショ糖、乳糖、麦芽糖など）

③多糖類（でんぷん、グリコーゲン、デキストリンなど）
④糖アルコール（エリスリトール、キシリトール、マルチトールなど）
⑤合成甘味料（アスパルテーム、スクラロース、サッカリン）

最近、「糖質ゼロ」、「糖質オフ」、「低糖類」、「糖類控えめ」――といった食品表示をよく目にするが、「糖質制限ダイエット」で目指すのは、あくまで「糖質ゼロ」である。

「糖質ゼロ」と表示した場合、栄養表示基準では、食品100グラム（飲料の場合は100ミリリットル）あたりの糖質含有量が、0・5グラム未満であることが求められる。

しかし、厳密に言えば「糖質ゼロ」と表示してあっても、必ずしも糖質は0グラムではなく、0・4グラムということもあり得るわけだ。ということは「糖質ゼロ」と書かれていても、糖質はある程度、摂取していることになる。

まず、この事実をしっかりと頭に入れておこう。

巷《ちまた》には、「糖質ゼロ」の他に「糖類ゼロ」という表示も出回っているが、これは「糖質制限ダイエット」では避けたい。何故なら、「糖類」と表示する場合は①単糖類（ブドウ糖、果糖、ガラクトースなど）と②二糖類（ショ糖、乳糖、麦芽糖など）の2種類のみを含んでいないことを示す。

しかし、「糖類ゼロ」は、③の多糖類や④糖アルコールのうちエリスリトール以外の成分を含んでいる場合があり、③、④とも血糖値を上昇させることに継《つな》がるため、バツである。

これが「糖質オフ」とか「低糖類」、「糖類控えめ」という表示になると、食品100グラム（飲料の場合は100ミリリットル）あたりの含有量が、食品では5グラム以下、飲料では2・5グラム以下となる。

「糖質制限ダイエット」では、1回あたりの食事で摂る糖質量を約20グラム、1日3食で60グラムまでに「制限」しているため、あくまで「糖質ゼロ」の表示にこだわりたい。

また「砂糖不使用」という表示もある。「砂糖」とは2種類のショ糖に還元糖を少量加えたものを指しているが、「砂糖不使用」という場合、食品加工の段階で砂糖を使っていないだけで、使用する食品に本来、ショ糖などが含まれていることも少なくないので注意しよう。

そもそも「糖質」は何故、制限しなければいけないのか

では、何故「糖質」の摂取をここまで厳しく「制限」しなくてはならないのだろうか。

それは、人間が食事から摂る「3大栄養素」のうち、糖質（炭水化物）のみが血糖値の上昇を引き起こすからである。

「血糖値」とは、血液中のブドウ糖（グルコース）の濃度を示す。人間が食べ物を摂り、消化、吸収することにより、3大栄養素のうち糖質のみが100%血糖に変化する。

他のタンパク質や脂質は、いくら摂っても血糖値を上げることはないのだ。

つまり、糖質を含む食べ物を摂ると、食後、血糖値が大幅に上昇していく。

するとそれを下げるべく膵臓《すいぞう》からインスリンというホルモンが分泌され、血糖値を下げようとする。

インスリンというホルモンには、常に膵臓から出ている「基礎分泌」のほか、糖質を摂った場合、血糖値を下げるために「追加分泌」と呼ばれる分泌が大量に出る。このインスリンの大量分泌が、肥満を引き起こす大きな原因となるのだ。

どういうことか。

人間が食事によって摂った糖質は、血液中に入ってブドウ糖（グルコース）となり、グリコーゲンとして肝臓や筋肉に蓄えられ、そのエネルギー源となる。

これが以前のように、日々の暮らしの中で身体を動かして消費し得ていた時代には、使用されず蓄積されることもなかった。

ところが、現代のように車や電車などの交通手段やエスカレーターに乗って移動するようになり、室内でも電化製品などを使用するとどうしても使われずに余ってくる。この余ったグリコーゲンが、大量に追加分泌されたインスリンによって脂肪細胞に中性脂肪として取り込まれやすくなる。この結果、人間は太ってしまうのだ。

つまり、糖質を多く含む食品を摂ると、血糖値の急激な上昇とそれを下げるためにインスリンの大量分泌が行なわれる。こうして、インスリンが「肥満ホルモン」として、働いてしまうわけだ。

糖質制限の第一の目的はこのインスリンの分泌を抑えること。つまり「太らない」ことだが、更に「痩せる」という効用もある。

「糖質制限食」の提唱者である江部康二医師は、この食事療法のメリットとして次の4点を挙げている。

①血糖値の急上昇がなくなり、肥満ホルモンであるインスリンの追加分泌を抑えられる。

②糖質制限によって、消化吸収によるブドウ糖が少なくなると、肝臓においてタンパク質の代謝産物であるアミノ酸や中性脂肪の代謝産物であるグリセロール、ブドウ糖の代謝産物である乳酸からブドウ糖を作り出す働き（糖新生）が行なわれ、そのために大きなエネルギーを必要として、カロリーが消費される。

③「糖質制限食」でブドウ糖の摂取量が少なくなると、体脂肪を燃焼させるようになる。

④肝臓で脂肪酸が分解される場合、ケトン体（アセトン、アセト酢酸、β《ベータ》-ヒドロキシ酸の総称）が増加して血液中に送り出され、余剰分は呼気や尿中に排出される。その場合、ケトン体はエネルギーを有しているので、ダイエット効果が更に進む。

すなわち「摂取エネルギー」が「消費エネルギー」を上回れば太り、逆に下回れば痩せる。これまでのダイエットの主流であった「カロリー制限法」では、この原理に従って、摂取エネルギーを少なくし、運動などをして消費エネルギーを増やすことを重視していた。

確かに、これだと痩せることができる。江部医師によれば、カロリー制限の場合、消費エネルギーは、身体の基礎代謝と運動エネルギー、そして食事で誘発する熱生産のみとなる。

そのため、食べるものも食べず、運動のみして、大変辛い思いをする割には、痩せにくいのだ。運動で消費するエネルギーは、意外に少なく、努力した割には痩せない。

そして、運動をしなくなると摂取エネルギーが消費エネルギーを上回るため、たちまちのうちにリバウンドして、むしろ以前の体重より増える結果となってしまうわけだ。

逆に言えば、糖質を摂ってしまうと①から④の全ての「アドバンテージ」が失われてしまう。

その分をカロリー制限で摂取カロリーを抑えつつ、運動の負担を大きくして消費カロリーを増やして痩せねばならない。

この場合も、糖質を含む食品を摂ると「肥満ホルモン」であるインスリンを大量に追加分泌しながらの運動だから、あまり効果が挙がらないのだ。これまで如何《いか》に無駄の多いダイエットをやっていたかがお分かりになるだろう。

その点、「糖質制限ダイエット」は、太らない条件（①）と3つの痩せる条件（②〜④）の相乗効果で短期間にグングンとピンポイントで痩せていく。

それに加えて、糖質制限ダイエットでかなり体重を落としてから運動を加えれば、動きやすくなり、運動も楽になる。

このようにまさに「痩せるための好循環」が糖質制限ダイエットの実践により始まる。

反対に、糖質を含む食事を摂ると、太った結果、運動が面倒になり、ストレスで更に食欲が増して太る――という「太るための悪循環」、メタボリックシンドローム一直線の道を突っ走ってしまうのだ。

その始まりが、「糖質の過剰な摂取」であることに間違いはない。

「糖質制限食」の3つのライフスタイルをおさらい

これを解決するのが、江部医師の勧める3つの「糖質制限食」スタイルだ。

①「スーパー糖質制限」

朝、昼、夜の3食とも主食抜きで、おかずを中心に食べ、1日を通して糖質を控える。

そのため血糖値は上昇せず、インスリンの追加分泌も起きない。脂質を摂ることによって代謝も上がり、体脂肪が燃えやすくなるため、素晴らしいダイエット効果や生活習慣病などの予防効果がある。「糖質制限ダイエット」では、まずこの「スーパー糖質制限」を3週間近く続け、目標体重まで落とす。

ダイエットのみなら、その後「スタンダード糖質制限」か「プチ糖質制限」に切り替えて体重をキープするのがいい。

②「スタンダード糖質制限」

1日3食の内、2回主食を抜く制限方法である。特に夕食は抜く。夕食で糖質の高い食事を摂ると、その後に運動せず就寝することになるため、脳や筋肉が活動せず、血糖値が下がりにくくなる。その結果、インスリンが分泌されて消費されず、脂肪として蓄えられやすくなるからだ。残り1回主食を抜くのは、朝食でも昼食でも構わない。

③「プチ糖質制限」

1日3食のうち、2回主食を摂り、太りやすい夕食のみ主食を抜くようにする制限スタイル。朝と昼食は、普通に食事を摂れるので実行しやすいが、短期間での目覚しい改善効果はどうしても出にくくなる。その代り、楽なため長期間続けやすく、毎月少しずつ痩せていくことを半年間続ければ、かなりのダイエット効果も見込めることになる。

この3つの「糖質制限」スタイルを、自分の生活環境や仕事、食事習慣などに合わせて、自分が最も「実行」しやすく、かつ「続けやすい」方法を工夫して身につければいいのだ。

江部医師はこれを「1人ひとりの年齢、体質、病状、嗜好《しこう》に合わせたテーラーメードの食事療法（テーラーメードダイエット）」だと言っている。

すなわち「あなたなりの糖質制限ダイエット」を自分の最もやりやすい方法で続けやすいやり方

を考え、減量という結果を残せばいいのだ。

「糖質制限ダイエット」を成功に導き、長期間、理想的な体重をキープするためには、個々の食品の糖質量にそれほど神経質になる必要はない。

むしろ糖質量の極端に多い、白飯や食パン、麺類などに制限のターゲットを絞り込んでまず「主食」抜きのおかずを中心に食べるという新しい食のライフスタイルに早く慣れることだ。

最初、こうした「新しい食生活」に抵抗や戸惑いを覚える人もいらっしゃるかもしれないが、まずは取りあえず3週間、「スーパー糖質制限」を続けてみることだ。すると必ず成果が出る。その素晴らしい成果を確かめてから、糖質制限ダイエットを継続してもいいかどうか考えるといい。

早い人は1週間目、多くの人は10日ぐらい続けるとメキメキ減量効果が出てきて、ベスト体重とされている所でピタリと止まる。

糖質制限してもなかなか効果が出ないという方も中にはいる。その場合は、基礎代謝そのものが低い場合と、極端な大食漢で摂取するカロリーが異常に多い場合が考えられる。

だが、多くの方々は「糖質制限」の効果を身体が覚え込む10日間前後、「スーパー糖質制限」をキッチリ実践すれば、確実に体重は減る。特に内臓脂肪が蓄積した太った男性ほど、その代謝が進んで急激に10キロ、20キロと痩せていく。まさに「糖質制限・おやじダイエットの奇跡」なのだ。

女性は内臓脂肪よりも皮下脂肪が多いため、男性に比べて痩せにくいが、5〜10キロ減は期待できる。おやじと共に糖質制限ライフを始めれば、更に新たな「奇跡」が待っているのである。

なお、糖質制限ダイエットであらかじめ注意しておきたいのは、糖尿病患者で、既に経口血糖降下剤やインスリン注射を行なっている方々だ。この場合は、糖質制限を行なうと低血糖になる可能性があるので、医師と相談しながら試みて欲しい。また既に腎障害、活動性膵炎、肝硬変がある人には糖質制限食は適していないので、ご注意願いたい。

自分にご褒美
糖質制限レストラン

Restaurant

「Botanica」の糖質制限メニュー

Botanica
〒107-0052
東京都港区赤坂9-7-4
東京ミッドタウン
ガーデンテラス4F
TEL 03-5413-3282

「糖質制限ダイエット」への関心の高まりを受けて、東京や京都ではオリジナルの「糖質制限メニュー」を出すレストランも増えてきた。

キャプテンの桐山が「おやじダイエット部」の仲間と共によく訪れるのが、六本木のミッドタウンの中にある「ボタニカ」である。ここでは食事制限のある病気の人やダイエットを気にする人も、そうでない人も一緒にレストランでの食事を楽しんで欲しいという想いから、数年前から通常のイタリアンに加えて、オリジナルの「糖質制限メニュー」が用意されている。予約制だが、ランチとディナーともに食べられるのが嬉しい。

実は、料理長の新井田光央シェフ本人が職業柄、毎日の料理の味見や夜遅い食事などで肥満に悩んでおり、糖質制限食によって約30キロの減量に成功した。

新井田シェフに頼むと、痩せる前の横から見た写真と30キロ痩せた写真や、体重の変化を記録したグラフなどを見せてくれる。それを見るとまさに「別人」である。

現在は健康的な体型を維持した姿に、よくぞここまで落としたなと感心させられる。

「ボタニカ」で出される「糖質制限メニュー」は、例えば次のようなものだ。

アンティパスト（前菜）
　本日の鮮魚のカルパッチョ　ガスパチョソース（糖質2グラム）
プリモ・ピアット（第一皿）
　梶木《かじき》鮪《まぐろ》と完熟トマトの低糖質タリオリーニバジリコ風味（同6・1グラム）
セコンド・ピアット（第二皿）
　奥州こがね鶏炭火焼（同5・1グラム）
ドルチェ（デザート）
　低糖質ボタニカ・ドルチェ・ミスト（同4・78グラム）
コーヒー（同0・7グラム）

このフルコースを食べて、糖質量は18・53グラム。パン（同1・85グラム）を加えて、1食の制限量の約20グラムになる。

　あるいは――

アンティパストが、水牛のモッツァレラと完熟フルーツトマト　パロマ産プロシュートを添えて（同2・0グラム）、プリモ・ピアットが桜の木で燻《いぶ》した帆立貝とつぶ貝　浅利風味の低糖質タリオリーニ（同7・4グラム）。セコンド・ピアットが、ヴァンデ産鴨胸肉炭火焼（同4・1グラム）、ドルチェがやはりボタニカ・ドルチェ・ミスト（同4・8グラム）、これにコーヒー（同0・7グラム）がついて、総糖質量は20・85グラム。パン（同1・85グラム）を加えても20グラムちょっとで収まる。

更にボリュームの欲しい方は、鴨の軽い燻製《くんせい》ハーブサラダ仕立て（同2・0グラム）、鴨フォアグラのソテー 甘海老と帆立のタルタルバルサミコ風味（同3・8グラム）、生雲丹の低糖質タリオリーニ カルボナーラ仕立て（同7・4グラム）、熟成和牛炭火焼（同4・1グラム）、更にドルチェの盛り合わせ（同4・8グラム）、コーヒー（同0・7グラム）で、総糖質量は24・65グラムだ。

特に「スーパー糖質制限派」にとって、涙が出るほど嬉しいのは、手打ちのタリオリーニ、すなわちパスタが食べられることである。製法は不明だが、どうやらグルテン質を取り出して手打ちしているようだ。

更に嬉しいのが「ボタニカ・ドルチェ・ミスト」。低糖質の甘味料を使ったチョコレートが数個とシャーベットなどが盛り合わせられており、日頃スイーツを食べられない悔しさをここで一気に解消できるよう工夫されている。

もちろん、低糖質コースとは分からないほど味そのものも極めて上品かつ美味に仕上げられている。

前菜の魚やメインの肉はそもそも糖質量が少ないから問題ないが、パスタだと普通のスパゲティの乾麺1人分100グラムで軽く69・5グラムは行ってしまう。それを7グラム前後に抑えることがまさしく「プロの技」だ。

更に「デザートの盛り合わせ」も4・8グラムに抑えているのは驚異的である。

また、食事の合間に食べるふすまパンも焼き立てでモチモチしていて美味しい。これにバターではなく、生クリームに塩を混ぜた特製のホイップバターをつけて、より美味しく食べられるように工夫してある。

「ボタニカ」はサービスもキメ細かい。シェフはもちろんのこと、支配人やギャルソンの一人一人が実際に糖質制限ダイエットを体験しており、糖質制限に対する客の細やかな質問にも丁寧に答えてくれる。

また糖質制限ダイエットでは、赤ワインはOKだが、糖質の高い白ワインはNGとされている。ところがこの「ボタニカ」ではソムリエが糖質量の少ないドライな白ワインの銘柄を調べ上げていて、それを出してくれる。

糖質制限ダイエットを実際の治療にも取り入れて効果を挙げている東京・白金の北里大学病院では、患者会をわざわざこの「ボタニカ」で開いているそうだ。

料理を美味しく食べて、美味しいワインを飲み、かつダイエットが続けられる。そんな「夢」を「ボタニカ」は、熟練シェフの技で実現してくれるのである。店の方針で糖質制限メニューについてはマスコミには出ないようにしているため、裏メニューのような特別感も嬉しい。

Restaurant

糖質制限中華料理、「梅花」

梅花
〒105-0004
東京都港区新橋4-9-1
新橋プラザビルB1
TEL 03-6809-2264

「糖質制限ダイエット」へのこだわりでは負けていないのが、東京・新橋のビルの地下にある日本初の「糖質制限中国料理」の店、「梅花《メイファ》」だ。ここも桐山が「糖質制限ダイエット仲間」を誘ってよく訪れる「隠れ家」である。

オーナーの梅橋嘉博は、食べることが好きで、35年前から薬膳を中心とする中国料理の店を新宿で手掛けてきた。梅橋の追い求めるテーマは「美味しさがそのまま健康に」というものだ。

ところが5年前から自分自身が糖尿病と診断され、ずっと薬を飲んできたが一向に治らないどころか、その後、狭心症が出たり、通風の症状が出たりした。検査のたびに血糖値や中性脂肪の数値も増えていった。

そこで糖尿病の食事療法を試すうち「糖質制限ダイエット」に出会った。同じ糖尿病の友人に教えられ、一緒にやってみることにした。

すると1ヵ月も経たないうちに体重が5キロ減り、最終的には81キロから74・5キロに落ちた。同時にHbA1c《ヘモグロビンエーワンシー》は、6・8から5・4へ、中性脂肪も279㎎/dℓから108㎎/dℓに下がった。

このように「糖質制限ダイエット」は、効果が早く出るのがいい。その主たる方法は、白飯、パン、麺などの糖質の高い食事を減らすことだが、現実に外食すると何処《どこ》に行っても炭水化物があり、副菜としてもおかずも主食としての炭水化物を食べるために調理されているので味付けが濃い。

その副菜だけ選《よ》って食べる生活を続けているとやがて飽きてしまった。

しかし、糖質を沢山《たくさん》摂る生活に戻すと、また太ってしまうし、体調も悪くなる。

「これは困った」と思うと同時に梅橋は、「自分と同じように困っている人は大勢いる」と考えて、飽きずに続けられる美味しいメニューの研究を始めた。

当初は、新宿で経営していた薬膳をベースにした中国料理店で「糖質制限コース」として事前予約で出すことにしたが、メニューの研究に熱が入り、新橋に「糖質制限ダイエット」の中国料理専門店を出すことになった。料理長には若手シェフの嶋田仁を起用し、二人三脚で日本初の砂糖を使わない中国料理を開発した。

中国料理には、甘くてトロリとした料理が多い。調理のネックになるのは砂糖と片栗粉だったが、甘みはラカントSでつけ、片栗粉はごく少量にするなどして工夫している。

麺料理も中国料理に多いが、これは中国料理で和え物や炒め物に使われる豆腐麺で代用することにした。豆腐で出来たこの麺は100グラム中の糖質は僅《わず》か0・3グラム。これを使って「糖質制限ダイエット」でこれまで食べられなかった汁麺や焼きそばも楽しめる。

「梅花」の「糖質制限中国料理メニュー」は、ランチが6品の中から2品のおかずを選び、小鉢豆腐麺と杏仁豆腐がついたセットが980円。プラス1000円で、ふかひれ姿煮とデザート3種盛り合わせ、コーヒーがつくセットがあり、セットの糖質量は大体2グラムから5グラム程度、またディナーの「6000円コース」は内容が毎月変わるが、ある月を例にとると、五色冷菜（阿部鶏の胡麻ソースかけ、クラゲ&ジュンサイ、豚舌の潮煮、天使の海老の冷菜、ウズラ卵の燻製）、スズキの梅肉湯葉包み青ネギソース、夏野菜7種、沙茶醤《サーチャージャン》ソースかけ、スペアリブの柔らか煮黒ゴマソース、ふすまパン、豆乳豆腐そば、杏仁豆腐とココナッツクッキー——これで総糖質量は14・4グラムである。

糖質が多く使えない甜麺醤《テンメンジャン》などの中国調味料も、今後手作りしていく予定で、そうなればメニューも更に増えるという。

しかし、桐山が糖質制限ダイエット仲間を連れて同店に行くたびに考えてしまうことだが、「梅花」のある場所はJR新橋駅の西口商店街の奥の奥のビル地階である。途中、両側に立ち並ぶのは、ファーストフード・チェーン店あり、定食屋あり、中華料理あり、居酒屋ありのまさに「糖質のオンパレード」だ。

その中で、日本初の糖質制限中国料理の専門店を開こうとするその心意気やよし。桐山は「ボタニカ」と並んで「梅花」でも、機会があれば、「おやじダイエット部」の例会を開こうと思っている。

Restaurant
京の糖質制限の名店「南山」

南山
〒606-0846
京都府京都市左京区
下鴨北野々神町31
北山通ノートルダム学
院小学校前
TEL 075-722-4131

焼き鳥同様、肉を沢山食べる韓国料理店も会食の際には便利で、しかも糖質制限ダイエットしやすい。

日本の焼肉店の多くは、甘辛いタレを用意するが、焼肉が本場の韓国では、塩かレモンを搾って食べるのが普通だ。あるいはサンチュと呼ぶサニーレタスやエゴマの葉で焼肉をくるんで食べる。これは栄養学的にもバランスが取れた食べ方である。

韓国は、肉中心であり、日本人より遥かに肉を多く食べる。米料理といえばビビンパかカルビクッパ、あるいは豆腐鍋にご飯を入れるスンドゥフチゲぐらいだ。

これらを制限すれば、韓国料理では簡単に糖質制限ダイエットが可能になる。

もうひとつ、小麦粉をタップリ入れて、ニラ、玉ネギと共に焼く韓国風お好み焼きのチジミ。これも旨いが、糖質制限ダイエット中は、避けたいメニューだ。

京都市左京区下鴨北山通りにある「焼肉料理屋南山」社長の楠本貞愛さんは、江部康二医師とのコラボ企画で、糖質オフの「焼肉ダイエットメニュー」を開発し、タレや調味料、麺、ご飯に糖質制限の工夫を凝らした。これが実に美味しく、いくらでも肉が食べられる。

例えば「和牛焼肉セット」は、牛タタキまたはローストビーフのオードブルサラダ（糖質2・4グラム）、京たんくろ和牛やいわて短角牛の焼肉（同2・3グラム）、九条ねぎと肉味噌の焼きいなり（同2・4グラム）、糖質オフデザート（同1・5グラム）。この他、「焼きしゃぶセット」、「和牛ステーキセット」などのコース料理があるし、単品でも特製の「低糖質肉味噌麺」は、タップリの肉味噌に干し豆腐の麺とモヤシをプラスして、あっさりした食感に仕上げている。やはり干し豆腐の麺で作る「牛テール麺」と共に、焼肉のシメである麺料理にも挑戦している。

本来、韓国料理のお好み焼き、チヂミやパジョンは、糖質制限ではNGだった。ここ「南山」のパジョンは、コンニャク粉と卵を衣に使用し、豚肉、キムチを九条ねぎと油揚げで挟んで焼く。また、デザートも豆乳抹茶プリンなど、糖質制限メニューが豊富に揃う。京の「名店」だ。

Restaurant

「エヴァンタイユ」の自然派フレンチ

エヴァンタイユ
〒606-0006
京都府京都市左京区
岩倉西五田町1-2
TEL 075-712-0750

また京都市左京区にある「エヴァンタイユ」は、オーナーシェフの森谷之雄・廣美さん夫妻が、自ら糖質制限を実践。シェフの森谷さんは、半年で10キロの減量に成功した。その経験を基に通常のコース構成で糖質を抑えた自然派フレンチの「糖質制限メニュー」を予約制で提供している。

奥さんの廣美さんがパティシエを務めるデザートの盛り合わせにも、血糖値を上げない甘味料を使用している。

「エヴァンタイユ」では、早くから無農薬、有機栽培の野菜を使ったフレンチを目指しており、シェフ自身も糖質制限によって健康になり、「健康にいい料理」の提供を目指している。

更に京都にはコンニャク米を使った特製糖質オフパエリアを出す「カフェ・ハルディン」（☎075・464・8850）も登場し、「南山」と3店で京都「糖質オフグルメ」研究会を立ち上げている。

Restaurant

その他のお勧め 糖質制限メニューのお店

オテル・ドゥ・ミクニ

〒160-0011
東京都新宿区若葉1-18
TEL 03-3351-3810
昼も夜も糖質制限メニューあり。

銀座　ラ トゥール

〒104-0061
東京都中央区銀座6-8-7
交詢ビル5F
TEL 03-3569-2211
低糖質メニューあり。パンは大豆粉使用のオリジナル。
デザートは砂糖不使用。

エディション・コウジ シモムラ

〒106-0032
東京都港区六本木3-1-1
六本木ティーキューブ1F
TEL 03-5549-4562
昼と夜に低糖質コースあり（3日前までの予約制）。

キャーヴ・ドゥ・ギャマン・エ・ハナレ

〒108-0072
東京都港区白金5-5-10 B1
TEL 03-5420-3501
7〜8品を小鉢で出す低糖質コース料理がある。要予約。

中国飯店市ヶ谷店

〒102-0073
東京都千代田区九段北4-1-7
九段センタービル LB1
TEL 03-3288-3088
昼、夜に糖質制限コースあり。
糖質の低い大豆粉を使った野菜たんめんやデザートなど9品。

おわりに

「糖質制限ダイエット」が生む新たな「幸福」

ベストセラーとなった『超訳 ニーチェの言葉』(フリードリヒ・ニーチェ、白取春彦訳/ディスカヴァー・トゥエンティワン刊)の中にこんな一節がある。

「一日に一つ、何か小さなことを断念する。最低でもそのくらいのことが容易にできないと、自制心があるということにはならない。小さな事柄に関して自制できないと、大きな事柄に関して上手に自制して成功できるはずもない。また、自制できるということは、自分をコントロールできるということだ。自分の中に巣くう欲望を自分で制御する、欲望の言いなりになったりせず、自分がちゃんと自分の行動の主人になる、ということだ」(「漂泊者とその影」)

「糖質制限ダイエット」を始めた時、私は何気なく買い求めたこの本を読みながら、ニーチェが言う小さなことを断念するということは、糖質制限のことではないかと思った。

「一日に一つ、何か小さなことを断念する」という自制心の積み重ねが30キロ減という成果を生む。すなわち「自分の中に巣くう欲望を自分で制御する」ことで、自分が「自分の行動の主人」となって、痩せていくことが出来るのである。

美味しいものを、毎日お腹いっぱい食べたい。その「欲望」に動かされて自由気ままに食べていれば、誰もが太ってしまう。

そして、一度肥えてしまうと、並大抵の運動では痩せられないし、カロリー制限で、量もメニューも僅《わず》かな食事を強制されても、長く続けられない。

その点、「糖質制限ダイエット」は唯一、糖質のみを制限すればいい。あとは、食べる量も制限されず、肉も魚も食べられる。酒も飲める。

すなわち「食の欲望」のうち、3つまで許されるのだ。しかも、その結果、30キロ減というとてつもない「ご褒美」も得られる。

こんな素晴らしいことを、どうして皆やらないのかと思うほどだ。

ニーチェは前掲書の中で、またこうも言っている。

「問題はまず、自分の『なぜ』がちっともわかっていないということにある。自分がなぜそれをやりたいのか、なぜそれを望むのか、なぜそうなりたいのか、なぜその道を行きたいのか、ということについて深く考えてないし、しっかりつかんでいないからだ。その自分の『なぜ』さえはっきりつかめていれば、あとはもう簡単だ。どのようにやるのかなんてすぐにわかってくる。わざわざ他人の真似をして時間をつぶすこともない。もう自分の目で自分の道がはっきりと見えているのだから、あとは歩いていけばいいだけになる」(「偶像の黄昏」)

私はこの言葉を「自分は何故、太ったのか」に置き換えてみた。

太った理由は、どうも糖質の摂り過ぎという「偏った食生活」にあるらしい。だったら「摂り過ぎた糖質を制限すればいい」ことが分かってくる。あとは、ニーチェがいみじくも語っているように「糖質制限の道」を歩いていくだけなのだ。

再びニーチェの言葉。

「かつてはこれこそ真実だと思っていたものが、今では間違いだったと思う。かつてはこれこそ自分の変わらぬ信条だとしていたものが、今では少しちがうと思う。（中略）だから、自分を批判していくこと、人の批判を聞いていくことは、自分の脱皮をうながすことにもなるのだ。さらなる新しい自分になるために」（「悦ばしき知識」）

この他にも、ニーチェの次のような言葉は、ダイエットに役立つ。

「友人とたくさん話そう。いろんなことを話そう。（中略）腹を割って友人と話すことで、自分が何をどう考えているのかがはっきりと見えてくる」（「ツァラトゥストラはかく語りき」）

「共に苦しむのではない。共に喜ぶのだ。そうすれば、友人がつくれる」（「人間的な、あまりに人間的な」）

こうして我々は、「新しい人」に自分でなろうと思えば、なれるのだ。

分かっていて、それをやらないのは、「太ったままの自分」が好きだからである。「太っていること」を理由に、自分の人生で様々な「言い訳」をしたいのだ。

例えば、女にもてない。それは、太っているからだ。しかし、痩せるのが面倒臭くて太っていることを理由にモテるのを諦める。

太っていることは、健康に悪い。それも分かっている。しかし、今更生活習慣を改めるのも面倒臭い。どうせ、俺の人生は短いから。

アメリカでは、下層階級と呼ばれる人ほど、その食生活からブクブクと太り、人生を諦めるようになる。

逆に「勝ち組」と呼ばれる上流階級の人たちほど、健康に気を配ったヘルシーな食事をしている。これは現在の豊かな生活が何時までも続いて欲しいから、健康でいつまでも長生きしたいのだ。

少なくとも、我々はひと握りの「勝ち組」になるよりは、健康で長く仕事が出来る「価値組」になりたい。不健康に働いて身体を壊し、惨めな老後を送る。そんな姿にはなりたくない。

しかし「糖質制限ダイエット」は、それに戻れる必殺兵器である。そしてそれを実行した人たちに、必ず「新しい幸福」をもたらす。

もう「太っていた頃」の自分に戻ろうと思っても戻れないし、戻る意味もない。

「糖質制限ダイエット」が生む「新たな幸福」の中で生きていく。

そんな奇跡のようなことが、食欲の「小さな断念」から生まれ、大きな「成功」をもたらす。

それは、自分が自分の肉体の主人となって制御することを意味する。

「痩せる」というのは、実は「哲学」の問題なのである。

この本を出版するにあたり、マガジンハウス書籍出版局長の村尾雅彦氏と編集担当の長居広氏には、大変お世話になった。ここに厚く御礼申し上げたい。

本文中にも書いたように、糖質制限食を始め、それを2年余り続けてきたことで、私は以前の〝太ったブタ〟から、むやみな食欲には左右されないライオンのような「高貴な野性」の生き方を身につけることが出来た。

その代り、お腹が減ったら貪欲《どんよく》に、健康によく、本当に美味しいものにむしゃぶりつく。

再びニーチェの言葉である。

「何を捨てようかと悩んだりする必要はない。懸命に行動しているうちに、不必要なものは自然と自分から離れていくからだ。あたかも、黄色くなった葉が樹木から離れ去るかのようにだ。

そうしてわたしたちはさらに身軽になり、目指す高みへとますます近づいていくことになるのだ」(「悦ばしき知識」)

糖質制限食という人間本来の食事法を通じて、痩せるということは、決して「苦行」ではなく、こんなに面白いという真実が分かっていただければ幸いだ。

桐山秀樹

おやじダイエット部員 必携！

［食品別糖質一覧表］

食品名			○△×	常用量(g)	カロリー(kcal)	糖質量(g)	100g当り糖質量	目安
穀類	米	玄米	×	170	595	120.4	70.8	炊飯器用カップ1
		精白米	×	170	605	130.2	76.6	炊飯器用カップ1
		胚芽精米	×	170	602	125.8	74.0	炊飯器用カップ1
	ご飯	玄米ごはん	×	150	248	51.3	34.2	1膳
		精白米ごはん	×	150	252	55.2	36.8	1膳
		胚芽米ごはん	×	150	251	53.4	35.6	1膳
	おかゆ	全粥（精白米）	×	220	156	34.3	15.6	1膳
		五分粥（精白米）	×	220	79	17.2	7.8	1膳
		重湯（精白米）	×	200	42	9.4	4.7	1膳
		玄米全粥	×	220	154	32.1	14.6	1膳
	もち他	もち	×	50	118	24.8	49.5	切り餅1個
		赤飯	×	120	227	48.8	40.7	茶碗1杯
		きりたんぽ	×	90	189	41.2	45.8	1本
		ビーフン	×	70	264	55.3	79.0	1人分
	パン	食パン	×	60	158	26.6	44.4	6枚切り1枚
		フランスパン	×	30	84	16.4	54.8	1切れ
		ライ麦パン	×	30	79	14.1	47.1	厚さ1cm1枚
		ぶどうパン	×	60	161	29.3	48.9	1個
		ロールパン	×	30	95	14.0	46.6	1個
		クロワッサン	×	30	134	12.6	42.1	1個
		イングリッシュマフィン	×	60	137	23.8	39.6	1個
		ナン	×	80	210	36.5	45.6	1個
	めん類	うどん（ゆで）	×	250	263	52.0	20.8	1玉
		そうめん	×	50	178	35.1	70.2	1束
		中華めん（生）	×	130	365	69.7	53.6	1玉
		中華めん（蒸し）	×	170	337	62.1	36.5	1玉
		そば（ゆで）	×	170	224	40.8	24.0	1玉
		マカロニ（乾）	×	10	38	7.0	69.5	サラダ1食分
		スパゲティ（乾）	×	80	302	55.6	69.5	1人分
	粉他	ぎょうざの皮	×	6	17	3.3	54.8	1枚
		しゅうまいの皮	×	3	9	1.7	56.7	1枚
		コーンフレーク	×	25	95	20.3	81.2	1人分
		そば粉	×	50	181	32.7	65.3	
		小麦粉（薄力粉）	×	9	33	6.6	73.4	大匙1
		生麩	×	7	11	1.8	25.7	手まり麩1個
		麩	×	5	19	2.7	53.2	小町麩12個
		パン粉(乾)	×	3	11	1.8	59.4	フライ用衣
		上新粉	×	3	11	2.3	77.9	小匙1
		白玉粉	×	9	33	7.2	79.5	大匙1
		道明寺粉	×	12	45	9.6	79.7	大匙1

	食品名	○△×	常用量(g)	カロリー(kcal)	糖質量(g)	100g当り糖質量	目安
いも類	きくいも	×	50	18	6.6	13.1	
	こんにゃく	○	50	3	0.1	0.1	おでん1食分
	さつまいも	×	60	79	17.5	29.2	1/3〜1/4個
	里芋	×	50	29	5.4	10.8	中1個約60g
	じゃが芋	×	60	46	9.8	16.3	1/2個
	フライドポテト	×	50	119	14.7	29.3	
	長芋	×	50	33	6.5	12.9	1/9個
	やまといも	×	50	62	12.3	24.6	
	じねんじょ	×	50	61	12.4	24.7	
	くず粉	×	20	69	17.1	85.6	
	片栗粉(じゃが芋でん粉)	×	3	10	2.4	81.6	小匙1=3g
	コーンスターチ	×	2	7	1.7	86.3	小匙1=2g
	くずきり(乾)	×	15	53	13.0	86.8	鍋1食分
	緑豆春雨	×	10	35	8.1	80.9	和え物1食分
	春雨	×	10	34	8.3	83.1	和え物1食分
豆類	小豆(乾)	×	10	34	4.1	40.9	
	いんげんまめ(乾)	×	10	33	3.9	38.5	
	えんどう(ゆで)	×	30	44	5.3	17.5	
	そらまめ(乾)	×	20	70	9.3	46.6	
	大豆(乾)	△	10	42	1.1	11.1	38個
	大豆(ゆで)	○	50	90	1.4	2.7	
	きな粉(脱皮大豆)	△	5	22	0.8	16.1	大匙1=5g
	木綿豆腐	○	135	97	1.6	1.2	1/2丁
	絹ごし豆腐	○	135	76	2.3	1.7	1/2丁
	焼豆腐	○	50	44	0.3	0.5	1/3〜1/5丁
	生揚げ(厚揚げ)	○	135	203	0.3	0.2	大1個
	油揚げ	○	30	116	0.4	1.4	1枚
	がんもどき	○	95	217	0.2	0.2	1個
	高野豆腐	○	20	106	0.8	3.9	1個
	糸引き納豆	○	50	100	2.7	5.4	1パック
	挽きわり納豆	○	50	97	2.3	4.6	1パック
	おから	○	40	44	0.9	2.3	卯の花1人分
	無調整豆乳	○	210	97	6.1	2.9	1本
	生湯葉	○	30	69	1.0	3.3	
	干し湯葉	○	5	26	0.3	5.6	汁物1人分
	テンペ	○	20	40	1.0	5.2	1/5枚分
種実類	アーモンド(乾)	△	50	299	4.7	9.3	35粒
	アーモンド(フライ、味付)	△	50	303	5.2	10.4	35粒
	カシューナッツ(フライ、味付)	△	30	173	6.0	20.0	20粒
	かぼちゃの種(いり、味付)	○	50	287	2.4	4.7	
	ぎんなん(生)	×	15	28	5.5	36.7	10粒

食品名		○△×	常用量(g)	カロリー(kcal)	糖質量(g)	100g当り糖質量	目安
種実類	ぎんなん（ゆで）	×	10	17	3.2	32.3	
	くり（生）	×	20	33	6.5	32.7	1個
	くるみ（いり）	○	6	40	0.3	4.2	1個
	ココナッツミルク	○	50	75	1.3	2.6	1/4カップ
	ごま（乾）	△	3	17	0.2	7.6	小匙1
	ごま（いり）	△	3	18	0.2	5.9	小匙1
	ピスタチオ（いり、味付）	△	40	246	4.7	11.7	
	ひまわり（フライ、味付）	△	40	244	4.1	10.3	
	ヘーゼルナッツ(フライ、味付)	△	40	274	2.6	6.5	
	マカダミアナッツ(いり、味付)	△	50	360	3.0	6.0	
	まつの実（いり）	○	40	276	0.5	1.2	
	らっかせい（いり）	△	40	234	5.0	12.4	30粒
	バターピーナッツ	△	40	237	4.5	11.3	40粒
	ピーナッツバター	×	17	109	2.4	14.4	
野菜類	あさつき	○	5	2	0.1	2.3	薬味1人分
	あしたば	○	10	3	0.1	1.1	1茎
	グリーンアスパラ	○	30	7	0.6	2.1	太1本
	ホワイトアスパラ(水煮缶詰)	○	15	3	0.4	2.6	1本
	さやいんげん（三度豆）	○	50	12	1.4	2.7	お浸し1食分
	うど	○	20	4	0.6	2.9	吸い物1食分
	えだまめ	○	50	68	1.9	3.8	1食分
	さやえんどう（きぬさや）	○	20	7	0.9	4.5	付け合わせ
	スナップえんどう	△	50	22	3.7	7.4	付け合わせ
	グリンピース(えんどう豆生)	×	5	5	0.4	7.6	10粒
	おかひじき	○	60	10	0.5	0.9	1食分
	オクラ	○	20	6	0.3	1.6	2本
	かぶ　葉	○	80	16	0.8	1.0	3株分
	かぶ　根	○	50	10	1.6	3.1	小1個分
	西洋かぼちゃ	×	50	46	8.6	17.1	5cm角1個
	からしな	○	35	9	0.4	1.0	1株=35g
	カリフラワー	○	80	22	1.8	2.3	サラダ1食分
	干ぴょう（乾）	△	3	8	1.1	37.8	
	キャベツ	○	50	12	1.7	3.4	中葉1枚
	きゅうり	○	50	7	1.0	1.9	1/2本
	くわい	×	20	25	4.8	24.2	1個
	ごぼう	△	60	39	5.8	9.7	1/3本
	小松菜	○	80	11	0.4	0.5	お浸し1食分
	ししとうがらし	○	4	1	0.1	2.1	1本
	しそ	○	1	0	0.0	0.2	1枚
	春菊	○	15	3	0.1	0.7	1本
	じゅんさい(水煮びん詰)	○	5	0	0.0	0.0	吸い物1人分

食品名		○△×	常用量 (g)	カロリー (kcal)	糖質量 (g)	100g当り 糖質量	目安
野菜類	しょうが	○	20	6	0.9	4.5	1かけら
	しょうが甘酢漬け	×	5	3	0.5	10.5	付け合わせ
	しろうり	○	110	17	2.3	2.1	1/2個
	ずいき	○	80	13	2.0	2.5	煮物1食分
	ズッキーニ	○	100	14	1.5	1.5	1/2本
	せり	○	15	3	0.1	0.8	1株
	セロリー	○	50	8	0.9	1.7	1/2本
	ゆでぜんまい	○	50	11	0.3	0.6	煮物1食分
	そらまめ（未熟豆）	×	20	22	2.6	12.9	1さや分
	かいわれ大根	○	5	1	0.1	1.4	1食分
	大根葉	○	30	8	0.4	1.3	
	大根	○	100	18	2.7	2.7	煮物1食分
	切干大根	△	10	28	4.7	46.8	煮物1食分
	ゆでたけのこ	○	50	15	1.1	2.2	煮物1食分
	たまねぎ	△	100	37	7.2	7.2	煮物1食分
	たらのめ	○	30	8	0.0	0.1	4個
	チンゲンサイ	○	100	9	0.8	0.8	1株
	冬瓜	○	100	16	2.5	2.5	煮物1食分
	とうもろこし	×	90	83	12.4	13.8	1/2本
	トマト	○	150	29	5.6	3.7	中1個
	ミニトマト	△	10	3	0.6	5.8	1個
	トマト　ホール缶	○	100	20	3.1	3.1	
	トマトジュース	○	180	31	5.9	3.3	コップ1杯
	なす	○	80	18	2.3	2.9	煮物1食分
	なばな（菜の花）	○	50	17	0.8	1.6	和え物1食分
	にがうり	○	60	10	0.8	1.3	1/2本
	にら	○	100	21	1.3	1.3	1束
	にんじん	△	30	11	1.9	6.4	煮物1食分
	金時にんじん	△	30	13	1.7	5.7	煮物1食分
	にんにく	△	7	9	1.4	20.6	1かけ
	にんにくの芽	△	50	23	3.4	6.8	1/2束
	白ねぎ	○	50	14	2.5	5.0	煮物1食分
	葉ねぎ	○	5	2	0.2	4.1	薬味1食分
	はくさい	○	100	14	1.9	1.9	葉中1枚
	パセリ	○	3	1	0.0	1.4	みじん切り大匙1
	ピーマン	○	25	6	0.7	2.8	1個
	赤ピーマン	△	70	21	3.9	5.6	1/2個
	黄ピーマン	△	70	19	3.7	5.3	1/2個
	ふき	○	40	4	0.7	1.7	1本
	ブロッコリー	○	50	17	0.4	0.8	付け合わせ1食分
	ほうれん草	○	80	16	0.2	0.3	お浸し1食分

食品名		○△×	常用量 (g)	カロリー (kcal)	糖質量 (g)	100g当り 糖質量	目安
野菜類	みつば	○	5	1	0.1	1.2	5本
	みょうが	○	10	1	0.1	0.5	1個
	もやし	○	40	6	0.5	1.3	付け合わせ1食分
	だいずもやし	○	40	15	0.0	0.0	付け合わせ1食分
	モロヘイヤ	○	60	23	0.2	0.4	お浸し1食分
	ゆりね	×	10	13	2.3	22.9	1かけら
	レタス	○	20	2	0.3	1.7	付け合わせ1食分
	サラダ菜	○	10	1	0.0	0.4	大1枚
	サニーレタス	○	20	3	0.2	1.2	1枚
	れんこん	×	30	20	4.1	13.5	煮物1食分
	わけぎ	○	50	15	2.3	4.6	ぬた1食分
	わらび	○	50	11	0.2	0.4	煮物1食分
漬物	梅干	△	10	10	1.9	18.6	1個
	ザーサイ（漬物）	○	10	2	0.0	0.0	小皿1皿
	たくあん	△	20	13	2.3	11.7	2切れ
	守口漬	×	20	37	8.2	41.0	2切れ
	べったら漬	△	20	11	2.4	12.2	2切れ
	たかな漬	○	20	7	0.4	1.8	小皿1皿
	野沢菜漬	○	20	5	0.5	2.3	小皿1皿
	キムチ	△	20	9	1.0	5.2	小皿1皿
果実類	アボカド	○	80	150	0.7	0.9	1/2個
	いちご	△	75	26	5.3	7.1	5粒
	いちじく	△	50	27	6.2	12.4	1個
	いよかん	△	60	28	6.4	10.7	1/3個
	うんしゅうみかん	△	70	32	7.8	11.0	1個
	ネーブル	△	65	30	7.0	10.8	1/2個
	柿	△	100	60	14.3	14.3	1/2個
	かぼす果汁	△	5	1	0.4	8.4	小匙1
	キウイフルーツ	△	120	64	13.2	11.0	1個
	きんかん	△	10	7	1.3	12.9	1個
	グレープフルーツ	△	160	61	14.4	9.0	1/2個
	さくらんぼ国産	△	60	36	8.4	14.0	10個
	すいか	△	180	67	16.6	9.2	1/16個
	すだち果汁	△	5	1	0.3	6.5	小匙1
	梨	△	120	52	12.5	10.4	中1/2個
	西洋梨	△	120	65	15.0	12.5	中1/2個
	なつみかん	△	190	76	16.7	8.8	中1個
	パインアップル	△	180	92	21.4	11.9	1/6個
	はっさく	△	130	59	13.0	10.0	中1/2個
	バナナ	×	100	86	21.4	21.4	1本
	パパイア	△	115	44	8.4	7.3	中1/2個

分類	食品名	○△×	常用量(g)	カロリー(kcal)	糖質量(g)	100g当り糖質量	目安
果実類	びわ	△	30	12	2.7	9.0	1個
	ぶどう	△	45	27	6.8	15.2	1/2房
	メロン	△	100	42	9.8	9.9	1/4個
	もも	△	170	68	15.1	8.9	1個
	ゆず果汁	△	5	1	0.3	6.6	小匙1
	ライチー	△	30	19	4.7	15.5	1個
	ライム果汁	△	5	1	0.5	9.1	小匙1
	りんご	△	100	54	13.1	13.1	1/2個
	レモン	△	60	32	4.6	7.6	1/2個
	レモン果汁	△	5	1	0.4	8.6	小匙1
きのこ類	えのき	○	20	4	0.7	3.7	汁物1食分
	きくらげ（乾）	△	1	2	0.1	13.7	1個
	生しいたけ	○	14	3	0.2	1.4	1枚
	干ししいたけ	△	3	5	0.7	22.4	1枚
	しめじ	○	20	3	0.2	1.1	汁物1食分
	なめこ	○	10	2	0.2	1.9	汁物1食分
	エリンギ	○	20	5	0.6	3.1	1本
	ひらたけ	○	10	2	0.4	3.6	1枚
	まいたけ	○	20	3	0.0	0.0	汁物1食分
	マッシュルーム	○	15	2	0.0	0.0	1個
	マッシュルーム水煮缶詰	○	10	1	0.0	0.1	1個
	まつたけ	○	30	7	1.1	3.5	中1本
海藻類	あらめ	△	10	14	0.8	8.2	煮物1食分
	焼きのり	△	3	6	0.2	8.3	1枚
	味付けのり	△	3	5	0.5	16.6	1束
	ひじき	△	10	14	1.3	12.9	煮物1食分
	カットわかめ	△	2	3	0.1	6.2	酢の物1食分
	わかめ（生）	○	20	3	0.4	2.0	酢の物1食分
	刻み昆布	△	3	3	0.2	16.6	煮物1食分
	とろろこんぶ	△	2	2	0.4	22.0	1食分
	ところてん	○	50	1	0.0	0.0	1食分
	角寒天	○	7	11	0.0	0.0	1本
	めかぶ	○	50	6	0.0	0.0	1食分
	もずく	○	50	2	0.0	0.0	1食分
乳類	牛乳	△	210	141	10.1	4.8	1本
	低脂肪乳	△	210	97	11.6	5.5	1本
	生クリーム（乳脂肪）	○	100	433	3.1	3.1	1/2パック
	生クリーム（植物性脂肪）	○	100	392	2.9	2.9	
	コーヒーホワイトナー（液状）	○	5	12	0.1	5.5	1個
	コーヒーホワイトナー（粉状）	△	6	34	3.2	60.1	大匙1
	ヨーグルト全脂無糖	△	100	62	4.9	4.9	1食分

食品名		○△×	常用量(g)	カロリー(kcal)	糖質量(g)	100g当り糖質量	目安
乳類	プロセスチーズ	○	20	68	0.3	1.3	角チーズ厚さ1cm
	カテージチーズ	○	15	16	0.3	1.9	大匙1
	カマンベールチーズ	○	20	62	0.2	0.9	1切れ
	クリームチーズ	○	20	69	0.5	2.3	1切れ
調味料	ウスターソース	×	6	7	1.6	26.3	小匙1
	中濃ソース	×	6	8	1.8	29.8	小匙1
	濃厚ソース	×	6	8	1.8	29.9	小匙1
	トウバンジャン	○	10	6	0.4	3.6	大匙1/2
	濃口しょうゆ	○	6	4	0.6	10.1	小匙1
	淡口しょうゆ	○	6	3	0.5	7.8	小匙1
	たまりしょうゆ	○	6	7	1.0	15.9	小匙1
	固形コンソメ	△	5	12	2.1	41.8	1食分使用量
	顆粒風味調味料	△	2	4	0.6	31.1	小匙1/2
	めんつゆストレート	△	100	44	8.7	8.7	1食分
	かき油(オイスターソース)	△	6	6	1.1	18.1	
	トマトピューレ	○	5	2	0.4	8.1	小匙1
	トマトペースト	△	5	4	0.9	17.3	小匙1
	ケチャップ	×	5	6	1.3	25.6	小匙1
	ノンオイル和風ドレッシング	×	15	12	2.4	15.9	大匙1
	フレンチドレッシング	×	15	61	0.9	5.9	大匙1
	サウザンアイランドドレッシング	×	15	62	1.3	8.9	大匙1
	マヨネーズ(全卵型)	○	12	84	0.5	4.5	大匙1
	マヨネーズ(卵黄型)	○	12	80	0.2	1.7	
	甘みそ	×	18	39	5.8	32.3	大匙1
	淡色辛みそ	○	18	35	3.1	17.0	大匙1
	赤色辛みそ	○	18	33	3.1	17.0	大匙1
	カレールウ	×	25	128	10.3	41.0	1人前
	ハヤシルウ	×	25	128	11.3	45.0	1人前
	酒かす	△	20	45	3.7	18.6	1食分
	穀物酢	○	5	1	0.1	2.4	小匙1
	米酢	△	5	2	0.4	7.4	小匙1
	ぶどう酢	○	5	1	0.1	1.2	小匙1
	りんご酢	○	5	1	0.1	2.4	小匙1
	みりん	×	6	14	2.6	43.2	小匙1
酒類	清酒	×	180	193	8.1	4.5	1合
	ビール	×	353	141	10.9	3.1	1缶=350mℓ
	発泡酒	×	353	159	12.7	3.6	1缶=350mℓ
	ぶどう酒白	×	100	73	2.0	2.0	ワイングラス1杯
	ぶどう酒赤	△	100	73	1.5	1.5	ワイングラス1杯
	ぶどう酒ロゼ	×	100	77	4.0	4.0	ワイングラス1杯
	紹興酒	×	50	64	2.6	5.1	

食品名			○△×	常用量(g)	カロリー(kcal)	糖質量(g)	100g当り糖質量	目安
酒類		焼酎甲類	○	180	371	0.0	0.0	1合
		焼酎乙類	○	180	263	0.0	0.0	1合
		ウイスキー	○	30	71	0.0	0.0	1杯
		ブランデー	○	30	71	0.0	0.0	1杯
		ウオッカ	○	30	72	0.0	0.0	1杯
		ジン	○	30	85	0.0	0.1	1杯
		ラム	○	30	72	0.0	0.1	1杯
		梅酒	×	30	47	6.2	20.7	1杯
肉類	牛	牛かた脂身つき	○	100	286	0.3	0.3	
		牛かた赤肉	○	100	201	0.3	0.3	
		牛かたロース脂身つき	○	100	411	0.2	0.2	
		牛かたロース赤肉	○	100	316	0.2	0.2	
		サーロイン脂身つき	○	100	498	0.3	0.3	
		サーロイン赤肉	○	100	317	0.4	0.4	
		牛ばら脂身つき	○	100	517	0.1	0.1	
		牛もも脂身つき	○	100	246	0.5	0.5	
		牛もも赤肉	○	100	191	0.6	0.6	
		ランプ脂身つき	○	100	347	0.4	0.4	
		ランプ赤肉	○	100	211	0.5	0.5	
		牛ヒレ赤肉	○	100	223	0.3	0.3	
		牛ひき肉	○	100	224	0.5	0.5	
		牛舌	○	50	135	0.1	0.1	
		牛肝臓	○	50	66	1.9	3.7	
		ローストビーフ	○	50	98	0.5	0.9	2～3枚
		コンビーフ缶	○	50	102	0.9	1.7	1/2缶
		ビーフジャーキー	△	10	32	0.6	6.4	つまみ1食分
	豚	豚かた脂身つき	○	100	216	0.2	0.2	
		豚かた赤肉	○	100	125	0.2	0.2	
		豚かたロース脂身つき	○	100	253	0.1	0.1	
		豚かたロース赤肉	○	100	157	0.1	0.1	
		豚ロース脂身つき	○	100	263	0.2	0.2	
		豚ロース赤肉	○	100	150	0.3	0.3	
		豚ばら脂身つき	○	100	386	0.1	0.1	
		豚もも脂身つき	○	100	183	0.2	0.2	
		豚もも赤肉	○	100	128	0.2	0.2	
		豚ヒレ赤肉	○	100	115	0.2	0.2	
		豚ひき肉	○	100	221	0.0	0.0	
		豚舌	○	50	111	0.1	0.1	
		豚心臓	○	50	68	0.1	0.1	
		豚肝臓	○	50	64	1.3	2.5	
		胃ゆで	○	50	61	0.0	0.0	

食品名			○△×	常用量(g)	カロリー(kcal)	糖質量(g)	100g当り糖質量	目安
肉類	豚	小腸ゆで	○	50	86	0.0	0.0	
		大腸ゆで	○	50	90	0.0	0.0	
		豚足	○	50	115	0.0	0.0	
		ボンレスハム	○	20	24	0.4	1.8	1枚
		ロースハム	○	20	39	0.3	1.3	1枚
		生ハム促成	○	10	25	0.1	0.5	2枚
		ベーコン	○	20	81	0.1	0.3	1切れ
		ウィンナー	○	20	64	0.6	3.0	1本
		サラミ（セミドライ）	○	10	34	0.3	2.6	1枚
		サラミ（ドライ）	○	10	50	0.2	2.1	1枚
		フランクフルト	△	50	149	3.1	6.2	1本
		焼き豚	△	30	52	1.5	5.1	3枚
	鴨	合鴨皮つき	○	50	167	0.1	0.1	
	鶏	鶏手羽皮つき	○	100	195	0.0	0.0	
		鶏むね皮つき	○	100	244	0.0	0.0	
		鶏むね皮なし	○	100	121	0.0	0.0	
		鶏もも皮つき	○	100	253	0.0	0.0	
		鶏もも皮なし	○	100	138	0.0	0.0	
		ささみ	○	100	114	0.0	0.0	
		鶏ひき肉	○	100	166	0.0	0.0	
		鶏心臓	○	50	104	0.0	0.0	
		鶏肝臓	○	50	56	0.3	0.6	
		鶏すなぎも	○	50	47	0.0	0.0	2個
玉子		卵	○	50	76	0.2	0.3	1個
		うずら卵	○	10	18	0.0	0.3	
		ピータン	○	68	146	0.0	0.0	1個
魚介類	魚	あじ	○	70	85	0.1	0.1	1切れ
		あじ・開き干し	○	65	109	0.1	0.1	1枚
		蒸しあなご	○	60	116	0.0	0.0	2切れ
		いわし	○	65	88	0.2	0.3	1尾
		ちりめん微乾燥	○	50	57	0.1	0.2	
		オイルサーディン	○	20	72	0.1	0.3	3尾
		うなぎ白焼き	○	60	199	0.1	0.1	2切れ
		うなぎかば焼き	○	60	176	1.9	3.1	2切れ
		かつお	○	60	68	0.1	0.1	お刺身5切れ
		めいたかれい	○	75	71	0.1	0.1	5枚おろしお刺身
		干しかれい	○	60	70	0.0	0.0	
		きす	○	30	26	0.0	0.1	
		塩鮭	○	100	199	0.1	0.1	1切れ
		スモークサーモン	○	20	32	0.0	0.1	1枚
		さば	○	100	202	0.3	0.3	1切れ

食品名			○△×	常用量(g)	カロリー(kcal)	糖質量(g)	100g当り糖質量	目安
魚介類	魚	さわら	○	100	177	0.1	0.1	1切れ
		さんま	○	85	264	0.1	0.1	1尾
		ししゃも	○	50	83	0.1	0.2	2尾
		したびらめ	○	110	106	0.0	0.0	1尾
		たい	○	100	194	0.1	0.1	1切れ
		ぶり	○	100	257	0.3	0.3	1切れ
		まぐろ	○	60	211	0.1	0.1	お刺身5切れ
		まぐろ油漬け	○	50	134	0.1	0.1	サラダ1食分
		わかさぎ	○	80	62	0.1	0.1	5尾
	貝	あかがい	○	20	15	0.7	3.5	
		あさり	○	60	18	0.2	0.4	
		あわび	○	135	99	5.4	4.0	
		かき	○	15	9	0.7	4.7	
		さざえ	○	30	27	0.2	0.8	刺身
		蜆	○	30	15	1.3	4.3	味噌汁1杯分
		とりがい	△	10	9	0.7	6.9	2枚
		貝柱	○	25	24	1.2	4.9	正味1個
	甲殻類他	車えび	○	30	29	0.0	0.0	1尾
		たらばかにゆで	○	80	64	0.2	0.2	
		するめいか	○	225	198	0.5	0.2	1ぱい
		ゆでほたるいか	○	60	62	0.2	0.4	1食分
		するめ	○	30	100	0.1	0.4	つまみ1食分
		いくら	○	17	46	0.0	0.2	大匙1
		塩辛	△	20	23	1.3	6.5	大匙1
		ゆでたこ	○	100	99	0.1	0.1	足1本
		うに	○	5	6	0.2	3.3	1片
		練りうに	×	16	27	3.6	22.4	大匙1
		くらげ　塩蔵、塩抜き	○	20	4	0.0	0.0	和え物1食分
		たらこ	○	45	63	0.2	0.4	1腹
練り製品		蒸しかまぼこ	△	20	19	1.9	9.7	1cm
		かに風味かまぼこ	△	20	18	1.8	9.2	1本
		焼きちくわ	△	20	24	2.7	13.5	1/4本
		はんぺん	△	25	24	2.9	11.4	1/4枚
		さつまあげ	△	40	56	5.6	13.9	1/2個
		魚肉ソーセージ	△	40	64	5.0	12.6	1/2本

※基本的には100g中糖質5gまでの食品は○
100g中糖質5g以上で食べる量に注意が必要な食品は△
100g中糖質5g以上で食べないほうがよい食品は×
※ただし調味料に関しては少量使用を考え○印の食品もあり
※果物は、季節の果物少量はOKと考え△
（データ提供／高雄病院栄養管理課）

【主要参考文献】

・「主食を抜けば糖尿病は良くなる!」(江部康二著・東洋経済新報社)
・「同・実践編」(同)
・「我ら糖尿人、元気なのには理由《ワケ》がある」(宮本輝・江部康二著・東洋経済新報社)
・「主食をやめると健康になる」(江部康二著・ダイヤモンド社)
・「満腹ダイエット」(江部康二監修・プレジデント社)
・「酒飲みダイエット」(江部康二・大柳珠美監修・プレジデント社)
・「美食家ダイエット」(同)
・「スイーツダイエット」(同)
・「老けるな!」(坪田一男著・幻冬舎)
・「『老いない』生き方」(坪田一男著・三笠書房)

桐山秀樹
ノンフィクション作家。1954年名古屋生まれ。学習院大学法学部卒業。雑誌記者を経てフリーに。旅行、ホテル業界を中心にサービス産業全般のビジネス動向に精通し、業界随一の目利きとして知られる。2010年糖尿病と診断されたことをきっかけに京都・高雄病院の江部康二医師と出会い、師の提唱する「糖質制限食」を実践、20kg超におよぶ減量と健康体を取り戻した。自身の経験をもとに『「糖尿病治療」の深い闇』（東洋経済新報社）、『外食・ズボラ・満腹OKダイエット』（ワニブックス）、『糖質制限ダイエットで何の苦もなく糖尿病に勝った！』（扶桑社）など関連本を続々上梓する一方、メタボがちな友人・知人を積極的に勧誘、「糖質制限の伝道師」として活動をする日々。

おやじダイエット部《ぶ》の奇跡《きせき》
「糖質制限《とうしつせいげん》」で平均《へいきん》22kg減《げん》を叩《たた》き出《だ》した中年男《ちゅうねんおとこ》たちの物語《ものがたり》

2012年4月26日　第1刷発行
2012年6月27日　第6刷発行

著者　桐山秀樹
発行者　石﨑 孟
発行所　株式会社マガジンハウス
東京都中央区銀座3-13-10
受注センター　TEL 049-275-1811
書籍編集部　TEL 03-3545-7030
印刷・製本　中央精版
装丁　ヤマシタツトム

©2012 Hideki Kiriyama, Printed in Japan
ISBN978-4-8387-2420-8 C0095

乱丁本・落丁本は購入書店明記のうえ、小社製作部宛にお送りください。送料小社負担にてお取り替えいたします。定価はカバーと帯に表示してあります。

本書の無断複製（コピー、スキャン、デジタル化等）は禁じられています（但し、著作権法上での例外は除く）。断りなくスキャンやデジタル化することは著作権法違反に問われる可能性があります。

マガジンハウスのホームページ
http://magazineworld.jp/